脑卒中临床病例分析

主　编　罗本燕
副主编　梁　辉　彭志毅

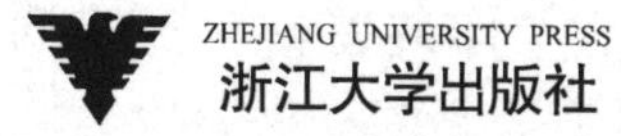

图书在版编目（CIP）数据

脑卒中临床病例分析 / 罗本燕主编. —杭州：浙江大学出版社，2014.9(2014.12 重印)

ISBN 978-7-308-13832-1

Ⅰ.①脑… Ⅱ.①罗… Ⅲ.①脑血管疾病－病案－分析 Ⅳ.①R743

中国版本图书馆 CIP 数据核字（2014）第 210342 号

脑卒中临床病例分析

主　编　罗本燕

副主编　梁　辉　彭志毅

责任编辑　伍秀芳(wxfwt@zju.edu.cn)

封面设计　续设计

出版发行　浙江大学出版社

（杭州市天目山路 148 号　邮政编码 310007）

（网址：http://www.zjupress.com）

排　　版　杭州中大图文设计有限公司

印　　刷　浙江印刷集团有限公司

开　　本　710mm×1000mm　1/16

印　　张　11.5

插　　页　2

字　　数　198 千

版 印 次　2014 年 10 月第 1 版　2014 年 12 月第 2 次印刷

书　　号　ISBN 978-7-308-13832-1

定　　价　58.00 元

《脑卒中临床病例分析》

编写人员

陈钟琴　梁　辉　刘　萍　刘晓燕　罗本燕　彭国平
潘　婕　王　康　徐子奇　袁　敏　周佳佳　朱雄超
（浙江大学医学院附属第一医院　神经内科）
龚洁芹
（上海交通大学医学院附属苏州九龙医院　神经内科）
彭志毅
（浙江大学医学院附属第一医院　放射影像科）
岳　伟
（天津环湖医院　神经内科）

序言
FOREWORD

《新英格兰杂志》(*New England Journal of Medicine*, *NEJM*)是我最喜欢的医学杂志之一，许多经典的、高质量的临床研究均发表于此，为临床工作提供了非常好的指导。NEJM 非常重视临床病例的讨论，每期均会提供一例疑难病例，里面有详细的病史论述、不同级别和学科医生的分析、推理及误诊回顾，读来爱不释手。任何临床研究均有特定的患者人群，而每个医生所面对的是千变万化的个体，临床的难点在于如何将众多的临床研究进行分析，运用到每个具体的患者，这也是医学的神奇之处。为此，不仅 NEJM 有固定的病例讨论，其他著名的神经科杂志如 *Neurology* 和 *JAMA Neurology* 等都设有类似的栏目，为广大医生提供学习机会。

近年来脑卒中临床研究取得了很大进步，治疗与预防相关的指南不断推陈出新，为我们临床工作提供了方向。但是每一个脑卒中患者，无论是病因、危险因素、病理生理机制均存在不同，治疗和预防措施也各异，应该具体地分析和诊治。

罗本燕教授是我多年的老朋友，她的团队在脑卒中的个体化诊治方面做了大量的工作，对每一个病例的病因、诱发因素、病理生理机制、治疗和预防，都进行精心分析，形成个性化的诊治方案。《脑卒中临床病例分析》正是他们多年工作的总结，不少病例是国内外最先报道。仔细阅读该书，我感觉有两大特色：1)以病例为主干，诊治思路、研究进展贯穿其中;2)遵循指南,但不拘泥于指南。很多病例不仅对年轻住院医师,甚至对高年资医师均有很好的参考价值。听说罗教授已和 Springer 公司签约,准备出版一本英文的脑卒中病例集,还会添加不少新颖病例,更是值得我们期待!

很高兴为本书作序,希望浙医一院神经内科在脑卒中个体化研究中做得更好!

王拥军

北京天坛医院

2014-08-28

前言

PREFACE

临床医生尤其是住院医生、研究生在繁忙的临床和科学研究的同时，面对浩瀚且不断更新的医学知识，如何掌握并能熟练运用它们，是一个需要思考的问题。毫无疑问，病例分析作为传统的一种医学学习方式，在循证医学、META分析等成熟发达的今天，仍然具有不可替代的作用。病例是所有临床研究最终作用的受体，也是发现新问题和诊治方法创新的始动因素。一个优秀的病例，不仅可以掌握整个临床分析的思路，更重要的是，能在每个知识点中引入最新的研究成果。这种生动的表述形式，远较枯燥的研究论文更能让临床医生接受。

近十年来，国内的脑卒中临床水平得到了飞跃式的提高。脑卒中在神内的亚专科中，已成为发展最迅速、研究最热烈的专业。浙医一院神经内科一直重视脑卒中基础与临床研究，对每一个病例的病因、病理生理、诊断与治疗进行系统而全面地分析。本书所选取的三十余个病例是近年工作中的小结，既有诊治成功的案例，也有误诊、误治的体会。很多病例发表在SCI杂志、《中华神经科杂志》和《中国卒中杂志》等期刊，部分病例在国内专业交流中获得了高度评价。我们相信该书的出版，将为住院医师、基层医生及研究生带来很大的帮助。

本书有幸得到我国著名脑血管病专家、北京天坛医院副院长王拥军教授作序和指导，这是对我们工作的鼓舞。本书的插图得到了萧山第六

医院沈非娜医生的帮助，病例收集得到了宁海人民医院杨伊娜医生的帮助，在此深表感谢。

由于时间关系及我们水平的限制，书中部分观点可能存在不足，烦请读者朋友认真指正。

罗本燕

杭州

2014-09-09

目录
CONTENTS

常用医学术语简称

ACA　anterior cerebral artery　大脑前动脉
ADC　apparent diffusion coefficient　表观弥散系数
AICA　anterior inferior cerebellar artery　小脑前下动脉
aICH　asymptomatic intracerebral hemorrhage　无症状性脑出血
ANA　antinuclear antibody　抗核抗体
ANCA　antineutrophil cytoplasmic antibodies　抗中性粒细胞胞浆抗体
APA　anterior pericallosal artery　前胼周动脉
ASO　antistreptolysin-O　抗链球菌溶血素 O
BA　basil artery　基底动脉
BAD　branch atheromatous disease　分支血管动脉粥样硬化性疾病
BAE　bronchial artery embolization　左支气管动脉栓塞术
BP　blood pressure　血压
BZ　border zone　边缘带
B超　B-model ultrasound　B型超声
CAD　carotid artery dissection　颈动脉夹层
CAS　carotid angioplasty and stenting　颈动脉血管成形和支架置入术
CBF　cerebral blood flow　脑血流量
CBV　cerebral blood volume　脑血容量
CEA　carotid endarterectomy　颈动脉内膜剥脱术
CFE　cerebral fat embolism　脂肪脑栓塞
CISS　Chinese ischemic strobe subclassification　中国缺血性卒中亚型
CLE　cerebral lipiodol embolism　碘油脑栓塞
CLN　cortical laminar necrosis　皮质层状坏死

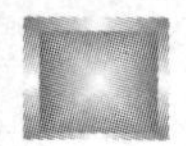

CRP　C-reactive protein　C 反应蛋白
CT　computer tomography　计算机断层摄影术
CTA　CT angiography　CT 血管造影
CVST　cerebral venous sinus thrombosis　颅内静脉系统血栓形成
CVT　cerebral venous thrombosis　脑静脉血栓形成
CWI　cerebral watershed infarction　脑分水岭梗死
CWS　capsular warning syndrome　内囊预警综合征
DIC　disseminated intravascular coagulation　弥散性血管内凝血
DSA　digital subtraction angiography　数字减影血管造影
dsDNA　double-stranded DNA　双链 DNA
DVT　deep vein thrombosis　深静脉血栓
DWI　diffusion weighted imaging　弥散加权成像
ECASS　European Cooperative Acute Stroke Study　欧洲急性卒中联合研究
ERA　embolism of retinal artery　视网膜动脉栓塞
ESR　erythrocyte sedimentation tate　红细胞沉降率
F　frequency　频率
FA　fractional anisotropy　各向异性参数
FLAIR　fluid attenuated inversion recovery　液体衰减反转恢复
GBS　Guillain-Barrè syndrome　急性吉兰-巴雷综合征
HE　hematoxylin-eosin staining　苏木精-伊红染色法
Hgb　hemoglobin　低血红蛋白水平
HI　hemorrhagic infarction　出血性梗死
HT　hemorrhagic transformation　梗死后出血转化
ICA　intracranial cavernous angioma　颅内海绵状血管瘤
ICVT　isolated cortical vein thrombosis　孤立性皮层静脉血栓
IE　infective endocarditis　感染性心内膜炎
INR　international normalized ratio　国际标准化比值
LI　lacunar infarction　腔隙性脑梗死
LSS　limb-shaking syndrome　肢体抖动综合征
MCA　middle cerebral artery　大脑中动脉

MRA magnetic resonance angiography 磁共振血管造影
MRI magnetic resonance imaging 磁共振成像
MS multiple sclerosis 多发性硬化
NBTE nonbacterial thrombotic endocarditis 非细菌性血栓性心内膜炎
NIHSS national institute of health stroke scale 美国国立卫生研究所卒中量表
P pulse 脉搏
PACNS primary angiitis of the CNS 中枢神经系统原发性血管炎
PCA posterior cerebral artery 大脑后动脉
PCoA posterior communicating artery 后交通动脉
PFO patent foramen ovale 卵圆孔未闭
PH parenchymatous hematoma 脑实质出血
PICA posterior inferior cerebellar artery 大脑后动脉
PRES posterior reversible encephalopathy syndrome 可逆性后部白质脑病
PST post epilepsy 卒中后癫痫
PTA primitive trigeminal artery 原始三叉动脉
PWI perfusion weighted image 灌注成像
RCVS reversible cerebral vasoconstriction syndrome 可逆性脑血管收缩综合征
RF rheumatoid factor 类风湿因子
rtPA recombinant human tissue type plasiminogen 重组组织型纤溶酶原激活剂
rt-PA recombinant tissue plasminogen activator 重组型纤溶酶原激活剂
SCA superior cerebellar artery 小脑上动脉
SIH spontaneous intracranial hypotension 原发性低颅压
T temperature 体温
TACE transcatheter arterial chemoembolization 行经导管肝动脉化疗栓塞术
TBM tuberculous meningitis 结核性脑膜炎

TCD　transcranial Doppler　经颅多普勒
TEE　transesophagus echocardiography　经食道超声心动图
TGA　transient global amnesia　短暂性全面遗忘症
tHCY　total homocysteine　总同型半胱氨酸
TIA　transient ischemic attack　短暂性脑缺血发作
TTE　transthoracic echocardiography　经胸超声心动图
TTP　time to peak　达峰时间
T2WI　T2-weight imaging　T2 加权像
T1WI　T1-weight imaging　T1 加权像
VA　vertebral artery　椎动脉
VAD　vetebral artery dissection　椎动脉夹层
WD　Wallerian degeneration　华勒氏变性

大脑中动脉闭塞引发的肢体抖动综合征

1　病例简介

患者，女，59 岁，因“发作性左侧肢体抖动半月”入院。患者于半月前干活时突然出现左上肢抖动，手中物体掉落在地，不能控制，持续 1 min 左右后自行缓解，无意识不清，无头痛头晕，无视物模糊，无舌咬伤等。患者未予以重视，此后间断出现上述症状，有时为左下肢抖动，每次持续时间 1～2 min 可自行缓解，每天最多发作 2 次，平卧时症状发作少，为明确诊断而来我院就医。发病以来，患者饮食尚可，神志清，大小便无殊，体重无明显变化。

既往高血压病史 8 年，服用非洛地平，血压控制不详。2 型糖尿病史 8 年，服用二甲双胍及格列美脲，血糖控制不佳。脑梗死病史 8 年，具体不详。无烟酒嗜好。

入院查体：血压 175/90 mmHg，神志清，双侧瞳孔直径 3 mm，等大等圆，光反应灵敏，口齿清，面纹对称，伸舌居中，四肢肌力 5 级，肌张力可，腱反射偏低，双侧巴氏征阴性，深浅感觉对称存在，Romberg 征阴性，颈软。

初步诊断：

①肢体抖动原因待查：

　　短暂性脑缺血发作？癫痫？

②高血压病 2 级，极高危；

③2 型糖尿病。

实验室检查：血常规正常。尿常规：蛋白质＋＋＋(3.0)g/L，细菌 25055.7/μl。

粪便检查＋OB：隐血试验，弱阳性。糖化血红蛋白 A1c 8.3％。生化全套：甘油三酯 3.11 mmol/L(0.3～1.70 mmol/L)，余正常。血沉、凝血功能、甲状腺功能、C 反应蛋白(C-reactive protein，CRP)、抗中性粒

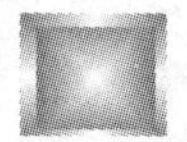

细胞胞浆抗体(antineutrophil cytoplasmic antibodies,ANCA)正常。术前常规四项(包括乙肝病毒表面抗原、丙肝病毒抗体、抗人类免疫缺陷病毒抗体和梅毒螺旋体血清学试验)均阴性。

脑电图:未见明显异常。

颈部血管超声+超声心动图:①左室增大,主瓣退变,左室舒张功能减退,三尖瓣轻度返流;②双侧颈动脉硬化。腹部B超:脂肪肝;胆囊结石,胆囊炎,脾大。

经颅多普勒(transcranial Doppler,TCD):右侧颈内动脉远段重度狭窄或闭塞,眼动脉侧枝开放,前交通未开放,左侧大脑中动脉血流增快,代偿首先考虑,轻度狭窄不除外。左侧椎动脉狭窄首先考虑。

头颅磁共振成像(magnetic resonance imaging,MRI)和弥散加权成像(diffusion weighted imaging,DWI):右侧额顶叶见斑点状等T1、长T2信号影,DWI序列均为高信号,考虑右侧额顶叶急性梗死灶(图1A)。头颅磁共振血管造影(magnetic resonance angiography, MRA):右侧大脑中动脉闭塞,右侧颈内动脉海绵窦段、右侧大脑前动脉A1段动脉硬化伴局限性狭窄(图1B)。

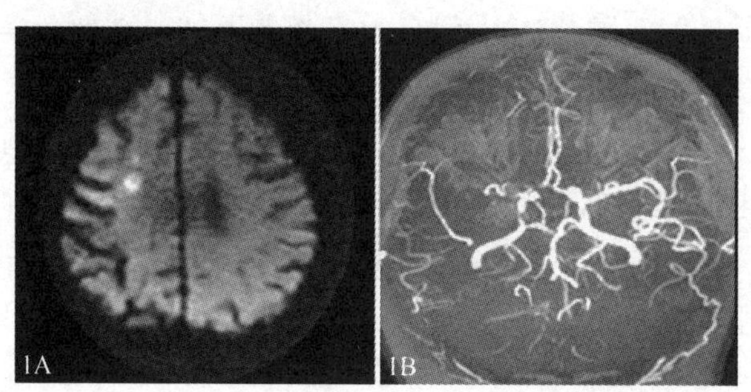

图1 DWI示左侧额叶急性脑梗死(A);MRA示右侧颈内动脉末端狭窄、右侧大脑中动脉闭塞(B)

全脑数字减影血管造影(digital subtraction angiography,DSA)提示右侧大脑中动脉闭塞,见多支烟雾状侧支循环,右侧颈内动脉海绵窦段、眼段串联狭窄,最狭窄约90%,后交通动脉开放,右椎动脉起始段狭窄,狭窄约20%,V4段狭窄约80%。左侧大脑中动脉通过前交通动脉、右侧大脑前动脉,后循环通过后胼周动脉供应右侧大脑前、中动脉区域(图2A~2C)。

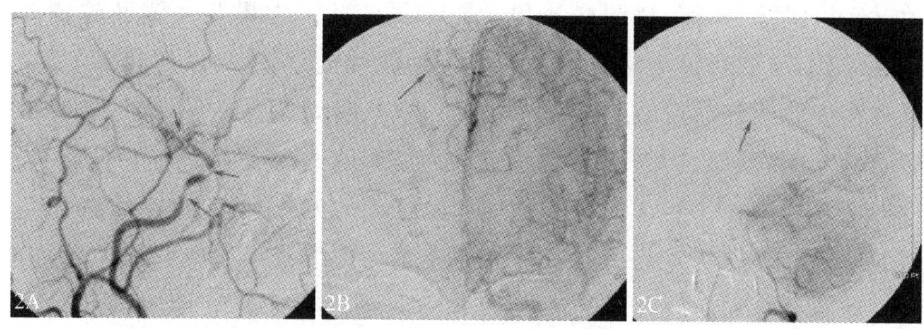

图 2 全脑 DSA 示右侧大脑中动脉闭塞，见多支烟雾状侧支循环，右侧颈内动脉末端多发狭窄(A)；左侧大脑中动脉通过前交通动脉、右侧大脑前动脉(B)，后循环通过后胼周动脉供应右侧大脑前、中动脉区(C)

患者入院后仍有发作性左侧肢体抖动，每于行走活动时发作，每次持续 2～3 min 自行缓解。停用降压药物，先后给予羟乙基淀粉扩容，改善循环、强化降脂(阿托伐他汀 40 mg qd)、控制血糖等治疗，患者症状逐渐缓解。因经济原因，家属表示暂不考虑颅内外血管搭桥术。

出院诊断：

①急性脑梗死：

肢体抖动综合征；

颅内血管闭塞、多发狭窄；

动脉粥样硬化性、低灌注；

②高血压病 2 级，极高危；

③2 型糖尿病。

出院后随访，患者半年后再次突发左侧肢体无力，症状持续不缓解，考虑急性脑梗死。

2 讨论

肢体抖动综合征(limb-shaking syndrome，LSS)最早由 Miler-Fisher 报道，既往认为是由于发作肢体对侧颅外颈内动脉狭窄或闭塞所致，因发作时间短暂，症状刻板，未遗留神经功能缺损，故被称为短暂性脑缺血发作(transient ischemic attack，TIA)。患者发作时表现为一种不自主运动而不伴有意识障碍，以抖动最为多见，还可表现为跳动、摆动、颤抖、颤搐、摇摆、舞蹈样或粗大震颤样症状。常累及一侧肢体或单个肢体，上肢受累最为常见。发作时持续数秒至数分钟，发作频率不等。经常在姿势改变时，如卧位或坐位到站立、长时间站立、服用降压药物引起的低血压、颈部过伸时发作，避免这种姿势的改变或立刻坐下或躺下，发作可立即停止。易误诊为局灶性运动性痫性发作、偏侧舞蹈综合征甚至癔症。其确切的发病机制目前尚不清楚。多数研究支持低灌注理论，颈内动脉系统的血管严重狭窄或闭塞引起基底节或局灶性皮层运动区持续低灌注，血流动力学的改变使得相应区域缺血，进而出现神经系统症状[1,2]。也有报道表现为肢体抖动综合征的烟雾病患者，软脑膜侧支血管的低灌注被认为是其发病机制[3]。

本例患者从症状上符合典型肢体抖动综合征表现，脑电图未发现痫样放电，排除痫性发作可能。全脑 DSA 提示右侧大脑中动脉闭塞，见多支烟雾状侧支循环，右侧颈内动脉海绵窦段以上血管串联狭窄，前交通动脉开放，右椎动脉不同程度狭窄。考虑患者存在多支大血管慢性闭塞，产生包括右侧后交通、眼动脉侧支开放及右侧多支烟雾状血管生成在内的侧支代偿。由于大血管长期慢性闭塞后脑血管舒缩储备功能下降以及后循环血管狭窄，均影响侧支循环的供血，MRI 提示急性脑梗死是低灌注的表现，只是未累及锥体束，故而未出现明显症状。当患者在体位改变、长时间站立等情况下，诱发 LSS。这与以往多数报道的发作对侧颅外段颈内动脉严重狭窄或闭塞不同，可见颅内动脉的重度狭窄或闭塞也是肢体抖动综合征的重要原因。

维持或增加脑血流，改善脑灌注是治疗原则，包括药物治疗和手术治疗，前者主要是通过扩容增加脑灌注，抗血小板、降脂等脑血管病二级预防治疗及维持血压在适当水平。但是，药物治疗往往效果不佳。血管成形术被认为是首选方法，颈内动脉起始段严重狭窄可行颈动脉血管成形和支架置入术(carotid angioplasty and stenting，CAS)或颈动脉内膜剥脱术(carotid endarterectomy，CEA)，对于完全闭塞和烟雾病患者可行颅内外血管搭桥术，主要采用颞浅动脉-大脑中动脉旁路手术[4]。该患者最终未能行手术治疗。对患者的随访发现，半年后患者再次突发左侧肢体无力，持续不缓解，考虑急性脑梗死复发。研究发现，借助于普通的水银血压计，利用远隔缺血预适应方法，可以增加颅内狭窄患者丘脑与基底节区的脑血流量[5]。因此,对部分不能接受手术治疗且药物控制不佳的颅内狭窄或闭塞患者,可尝试该方法。

总之,肢体抖动综合征是一种特殊表现的急性缺血性脑血管病,发作肢体对侧颅内外大动脉严重狭窄或闭塞是其常见原因。低灌注理论是目前较为认可的发病机制。在药物治疗的同时,应积极考虑血管成形术等非药物治疗,以预防脑梗死复发。

参考文献

1. Ali S, Khan MA, Khealani B. Limb-shaking transient ischemic attacks: case report and review of literature. BMC Neurology, 2006, 6(1):5.

2. Nedelmann M, Kolbe M, Angermueller D, et al. Cerebral hemodynamic failure presenting as limb-shaking transient ischemic attacks. Case Rep Neurol,2011,3:97-102.

3. Ma QF, Huang Q, Zhang Q, et al. Association between clinical features and prognosis of patients with limb-shaking transient ischemic attack. Chin Med J (Engl), 2013,126:4354-4357.

4. Garrett MC, Komotar RJ, Starke RM,et al. Radiographic and clinical predictors of hemodynamic insufficiency in patients with athero-occlusive disease. J Stroke Cerebrovasc Dis,2008,17:340-343.

5. 何洁,吉训明,李思颉,等. 远隔缺血预适应对脑缺血疗效的 SPECT 评价. 首都医科大学学报,2013,34(1):6-10.

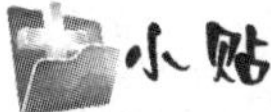

小贴士

肢体抖动可能是颅内外血管严重狭窄或闭塞的一种表现形式。

Valsalva 样动作诱发短暂性全面遗忘症*

1 病例简介

例 1 女性，48 岁，小学校长，因用力大便后失去记忆 2 h，于 2008 年 9 月 8 日来我院急诊室就诊。患者晚上下班到家时一切均正常，用力大便后，突然出现当天发生的事情全部不记得了，能认识家人但不认识同事和邻居，意识清楚、自知力保留，有轻微头痛，无抽搐、肢体麻木、运动障碍等，被丈夫送到急诊室后，一直不停重复地问"发生什么事情了"、"我现在哪儿"。既往有慢性便秘史 5 年，无癫痫、偏头痛、糖尿病、脑血管病病史，无头部外伤史。次日清晨醒来后，所有记忆均恢复。随访 8 个月无复发。体检：生命体征无异常，远记忆正常，即时记忆受损明显以致交谈困难，无其他神经系统阳性体征。查血糖、血脂、血同型半胱氨酸、红细胞沉降率、抗核抗体、抗中性粒细胞抗体、梅毒抗体均正常，经胸心脏超声、颈部血管超声、TCD 检查无异常，24 h 动态脑电图、头颅 MRI TW1、TW2、DWI 和头颅 MRA(GE 1.5 T)均为正常。出院诊断：短暂性全面遗忘症。

例 2 男性，21 岁，在健身房举重后"失忆"1 h，于 2008 年 5 月 19 日来我院就诊，当时症状已经消失。其朋友反映患者当时意识清楚，能进行简单对话，但询问最近几天发生的事情时，完全无法回忆且神情懊恼；对时间、地点和人物的定向均存在障碍，其他无异常，约 1 h 后症状消失。既往体健，头颅 MRI、动态脑电图无异常，予以一系列缺血性脑血管病的常见病因筛查，均无阳性发现。出院诊断：短暂性全面遗忘症。

* 本文据"Valsalva 样动作诱发的短暂性全面遗忘症二例(中华神经科杂志，2009(10))"修改

2 讨论

短暂性全面遗忘症(transient global amnesia, TGA)是一种以急性顺行性遗忘为特征的临床综合征，一般在 24 h 内完全恢复。TGA 由 Adams 和 Fisher[1] 于 1964 年命名，目前普遍接受的诊断标准由 Caplan 提出，后被 Hodges 和 Warlow[2] 修正，即①发作时有目击者；②急性起病的顺行性遗忘，意识和自知力保留；③症状持续 1～24 h；④近期无头部外伤和癫痫发作；⑤可有头昏、眩晕和头痛，但无其他神经系统症状。我们报道的 2 例患者完全符合该诊断标准。由此可见，TGA 是一种仅仅基于临床表现而做出诊断的疾病，这决定了它可能存在多重病因和发病机制。

以往国内多将 TGA 作为 TIA 的一种特殊类型报道，但多数学者认为可以归于 TIA 的 TGA 并不多。Quinette 等[3]分析了 142 例 TGA 患者资料，计算 TGA 组和 TIA 组以及健康对照组中高血压、高血糖、高胆固醇血症和偏头痛等 4 个危险因素的相对危险度，发现 TGA 的发生与血管危险因素，如高血压、高胆固醇血症并不相关。他们还发现，TGA 常常存在特殊诱因且具有性别差异，女性患者的诱因常为焦虑等心理精神应激，而男性常于剧烈体力活动后发病，尤其是 Valsalva 样动作，如负重、性交等，这些诱因在 TIA 中并不常见。此外，与 TIA 相比，TGA 的复发率较低，多数患者只发作 1 次且预后相对良好，因此只需避免诱因，而不必给予药物治疗。

随着神经影像学的发展，现已明确 TGA 的责任病灶位于颞叶内侧和丘脑，尤其是海马 CA1 区，已有人报道这些部位可出现 MRI 的 DWI 高信号，提示细胞毒性水肿[4-5]，但有时病灶很小，需要用高场强机器反复薄层扫描才能发现，这或许可以解释我们的患者 MRI 扫描为阴性的原因。

TGA 的病因和发病机制仍不清楚，但近年来，由于部分 TGA 在 Valsalva 样动作后发生，Lewis[6] 提出颈内静脉回流障碍假说，认为胸腔压力突然增高，压力上传至颈内静脉，改变了颅内压和颅内静脉压，使得海马静脉回流不畅，造成海马淤血，甚至静脉性梗死。这一假说已被包括中国台湾地区在内的一些医生所证实[7-9]，使用双功多普勒超声发现，TGA 患者的颈内静脉瓣关闭不全的发生率明显高于健康人群，并可出现逆向血流。

国内已有不少关于 TGA 的病例报道，但基本上都是 TIA 型的 TGA，与国外报道的差异较大。造成这种差异的原因，值得我们重视并进一步研究。

参考文献

1. Fischer CM, Adams RD. Transient global amnesia. Acta Neurol Scand Suppl, 1964, 40(Suppl 9):1-83.

2. Hodges JR, Warlow CP. Syndromes of transient amnesia: Towards a classification. A study of 153 cases. J Neurol Neurosurg Psychiatry, 1990, 53: 834-843.

3. Quinette P, Guillery-Girard B, Dayan J, et al. What does transient global amnesia really mean? Review of the literature and thorough study of 142 cases. Brain, 2006, 129(Pt 7):1640-1658.

4. Lee HY, Kim JH, Weon YC, et al. Diffusion-weighted imaging in transient global amnesia exposes the CA1 region of the hippocampus. Neuroradiology, 2007, 49: 481-487.

5. Sedlaczek O, Hirsch JG, Grips E, et al. Detection of delayed focal MR changes in the lateral hippocampus in transient global amnesia. Neurology, 2004, 62: 2165-2170.

6. Lewis SL. Aetiology of transient global amnesia. Lancet, 1998, 352:397-399.

7. Maalikjy Akkawi N, Agosti C, Anzola GP, et al. Transient global amnesia: A clinical and sonographic study. Eur Neurol, 2003, 49:67-71.

8. Schreiber SJ, Doepp F, Klingebiel R, et al. Internal jugular vein valve incompetence and intracranial venous anatomy in transient global amnesia. J Neurol Neurosurg Psychiatry, 2005, 76:509-513.

9. Chung CP, Hsu HY, Chao AC, et al. Transient global amnesia: Cerebral venous outflow impairment-insight from the abnormal flow patterns of internal jugular vein. Ultrasound Med Biol, 2007, 11:1727-1735.

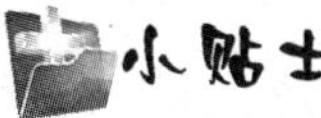

短暂性全面遗忘症可能是脑静脉病变表现,而非想当然的动脉 TIA。

误诊为多发性硬化的脑梗死

1　病例简介

患者，男，46岁，因“头痛伴反应迟钝20余天，加重2天”由急诊收入院。患者20余天前无明显诱因出现头痛，右侧颞部明显，伴有反应迟钝，但能进行交流，无眩晕，无恶心、呕吐，无发热、畏寒。就诊于当地医院，颅脑MRI报告双侧大脑半球、双侧侧脑室旁、小脑、桥脑内多发病灶，后转入另一家医院行腰椎穿刺术检查，测压力155 mmH_2O；脑脊液常规：白细胞6/μl，红细胞0/μl，潘氏试验阳性；脑脊液生化：蛋白定量38.1 mg/dl，氯化物118 mmol/L，糖定量57.8 mg/dl；脑脊液IgG指数0.443。考虑多发性硬化可能，予激素冲击、甲钴胺营养神经等治疗，症状好转出院，出院后继服小剂量醋酸泼尼松片。入院前2天，患者出现反应迟钝加重，四肢乏力，逐渐出现行走困难，伴有意识不清，遂就诊我院。发病以来，胃纳一般，睡眠可。

既往有高血压病史1年余，血压最高170/110 mmHg，未行规律治疗。否认糖尿病、肝炎、结核史。长期吸烟，并不嗜酒。

入院查体：昏睡，查体欠合作。双瞳孔等大，直径约3.5 mm，对光反射可，双眼向右上凝视，双侧鼻唇沟对称。四肢肌力1～2级，腱反射对称，左侧巴氏征阳性。心肺腹查体无殊。

入院考虑多发性硬化急性发作，拟行甲基强的松龙冲击治疗前，加做急诊头颅MRI显示双侧小脑半球、双侧枕叶、胼胝体压部、双侧丘脑、双侧半卵圆中心多发斑片状信号异常，部分病灶DWI示高信号(图1，2)。科室讨论后认为双侧小脑病变属于小脑后下动脉区域，综合考虑为后循环脑梗死可能性大，不建议甲基强的松龙冲击治疗，给予低分子肝素抗凝、胞二磷胆碱神经保护等治疗。

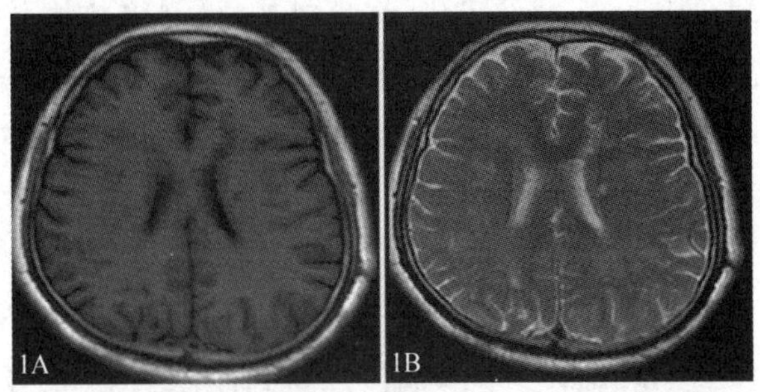

图 1　MRI 示颅内脑白质多发病灶，呈长 T1WI、长 T2WI 信号(A,B)

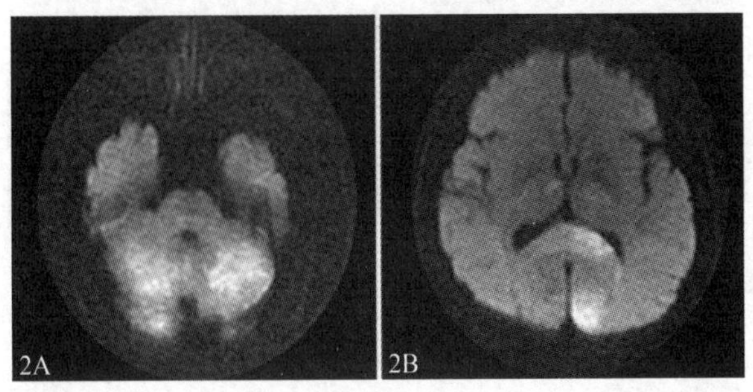

图 2　DWI 示双侧小脑半球、左侧胼胝体压部、左侧枕叶高信号(A,B)

实验室检查

生化全套：甘油三酯 2.00 mmol/L(0.3～1.7 mmol/L)，总胆固醇 5.92 mmol/L(3.14～5.86 mmol/L)，低密度脂蛋白-C 3.80 mmol/L(1.31～3.29 mmol/L)，肌酐 87 μmol/L(59～104 μmol/L)，尿素氮 11.74 mmol/L(2.9～8.2 mmol/L)，尿酸 441 μmol/L(208～428 μmol/L)，余正常。

凝血功能：纤维蛋白原 1.6 g/L(2～4 g/L)，活化部分凝血活酶时间 17.0 s(22～36 s)。抗核抗体系列测定：+1∶20，可溶性核蛋白抗体阳性，SSa 阳性，SSa 52 阳性。

血沉 31 mm/h(0～20 mm/h)。类风湿因子：26.0 U/L(0～8 U/L)。

腰穿检查：脑脊液压力 120 mmH_2O，白细胞 1 个(＜5 个)，蛋白 0.09 g/L(0.15～0.45 g/L)，氯化物、糖正常范围。

超声心动图：左室舒张功能减退。颈部血管超声：左侧颈总动脉粥样硬化斑块形成。

颈部血管 MRA:双侧椎动脉、基底动脉、双侧颈动脉末端管壁边缘波浪状毛糙,信号节段性减低,可见多发狭窄段,未见明显信号中断表现。符合动脉硬化改变。头颅血管 MRA:左侧大脑前动脉主干变细,远端显示不清,考虑狭窄;右侧大脑前动脉远端轻度扩张改变。脑血管造影提示双侧椎动脉 V4 段严重狭窄(图 3)。给予降脂、抗栓治疗后症状好转出院。

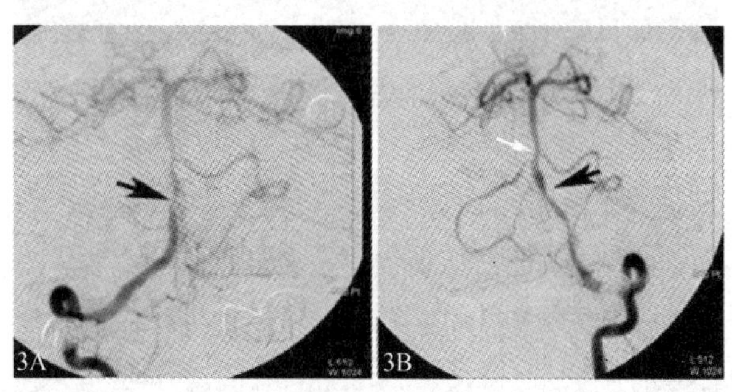

图 3 DSA 示双侧椎动脉 V4 段狭窄,狭窄率右侧约 90%(A,黑箭头),左侧约 70%(B,黑箭头),基底动脉下端狭窄约 20%(B,白箭头)

出院诊断:

①急性脑梗死:

颅内多发血管狭窄;

动脉粥样硬化;

动脉到动脉栓塞;

②高血压病 3 级,极高危。

随访一年,未有血管事件发生。

2 讨论

多发性硬化(multiple sclerosis, MS)是以中枢神经系统白质炎性脱髓鞘病变为主要特点的自身免疫性疾病,主要累及大脑半球、脑干、小脑、视神经和脊髓,临床以空间和时间多样性为主要特点,表现为病变部位的多发性和缓解-复发的病程特点[1]。本例患者初起被误诊为多发性硬化的原因可能为:①发病年龄偏轻,不属于脑血管病的好发人群,符合 MS 好发年龄;②影像学提示颅内多发病灶,部分病灶位于侧脑室旁,最重要的是胼胝体压部出现新病灶;③激素冲击治疗症状有改善。

MS 通常以亚急性起病多见,但是急性 MS 发作,尤其是临床孤立综合征,可以卒中样起病。病灶在 DWI 上表现为高信号,临床容易误诊,甚至进行了溶栓治疗。

脑梗有时也容易误诊为 MS,如青年卒中、遗传性内皮细胞病伴随视网膜病、肾病和卒中(HERNS) 等[2]。仔细分析本例患者的临床特点和影像学表现,早期诊断 MS 是很武断的:①患者年纪虽然轻,但是已有一年高血压病史,且长期吸烟,这些均为脑卒中的高危因素;②MS 首次起病,临床与急性脑卒中确实较难鉴别,但仔细分析该患者 MR 片,并不是典型的 MS 病灶,其侧脑室旁的病灶与侧脑室旁距离较远,病灶为大脑中动脉分布区域,不是典型的“直角静脉脱髓鞘”征象(图 4A);③脑脊液只有常规和生化检查,无寡克隆带检测,也没有体感诱发、脑干诱发电位等神经电生理检查;④激素治疗有效并不能完全排除血管性病变。

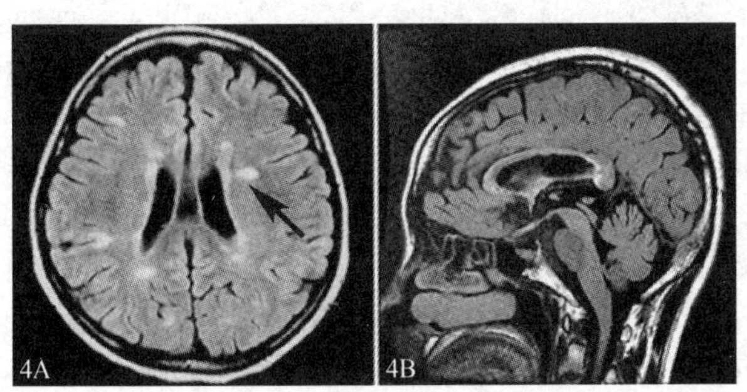

图 4　T2FLAIR 示侧脑室旁异常信号,部分病灶与侧脑室垂直(黑箭头)(A);矢状位示胼胝体压部异常高信号(B)

胼胝体作为联接双侧大脑半球的神经纤维,尤是压部,是多发性硬化易累及的部位(图 4B)。研究发现,MS 患者微观病变最明显的部位是胼胝体压部,各向异性参数(fractional anisotropy, FA)值下降最明显[3]。但是缺血病变也会引起胼胝体压部梗死。尸检研究发现,部分人群供血来自于前胼周动脉(anterior pericallosal artery,APA),约 40%的分支动脉发源于 APA 的 A5 段;绝大多数人的大脑半球胼胝体压部供血来自后胼周动脉(约 88%),平均直径是 0.65 mm,过半分支动脉发源于大脑后动脉的顶枕动脉,少部分发源于颞枕动脉、距状动脉或者脉络膜后中动脉;另有小部分人的胼胝体供血动脉来自后胼周副动脉,该动

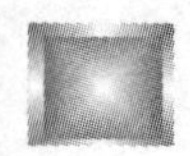

脉亦发源于大脑后动脉的颞枕动脉、距状动脉或者脉络膜后中动脉，只是直径较后胼周动脉小，约 0.29 mm[4]。因此，从解剖上可以看出，胼胝体梗死多数为后循环血管病变，如本例患者的胼胝体压部梗死可能是由于椎动脉 V4 段的粥样斑块脱落，导致双侧胼胝体供血动脉梗死。

本例患者初次误诊后，未有相应的血管疾病的二级预防措施，是引起再次小脑梗死的原因。临床遇到类似病例时，首先，需明确患者是否具有脑血管病危险因素；其次，应确认颅内多发病灶是否符合血管分布区域；最后，应完善血管评估，明确是否存在血管病变。规范化的诊断流程，有助于减少误诊的概率。

参考文献

1. Rolak LA, Fleming JO. The differential diagnosis of multiple sclerosis. Neurologist, 2007, 13:57-72.

2. Khedr AA, Canaple S, Monet P, et al. MRI and magnetic resonance angiography findings in patients with multiple sclerosis mimicked by stroke. J Clin Neurosci, 2013, 20:1163-1164.

3. Blaschek A, Keeser D, Müller S, et al. Early white matter changes in childhood multiple sclerosis: A diffusion tensor imaging study. AJNR Am J Neuroradiol, 2013, 34(10):2015-2020.

4. Kahilogullari G, Comert A, Ozdemir M, et al. Arterial vascularization patterns of the splenium: An anatomical study. Clin Anat, 2012, doi: 10.1002/ca.22114.

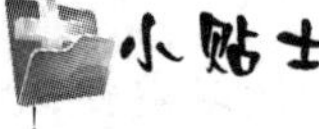

熟悉脑血管分布区域很重要。

碘油脑栓塞

1 病例简介

患者，男性，62 岁，因“肝癌介入治疗术后 1 年余，纳差 1 月余”收住入院，拟再次行经导管肝动脉化疗栓塞术（transcatheter arterial chemoembolization，TACE）。

既往高血压病史 4 年，控制可。有乙肝病毒携带 5 年，1 年前发现肝癌。否认糖尿病、脑卒中、心脏病及肺部疾病病史。

入院查体：T 36.5℃，P 82 次/min，R 19 次/min，BP 150/102 mmHg。神志清，肝病面容，全身浅表淋巴结未及肿大，巩膜轻度黄染，全身皮肤未见出血点，可见肝掌，躯干部散布蜘蛛痣。颈软，颈静脉无怒张。心肺听诊无殊。腹平软，可见多处曲张静脉，血流方向由下向上，未及包块，无压痛、反跳痛，肝区叩痛不明显，肝右肋下 4 cm，脾脏未及。双下肢无浮肿。神经系统查体未见异常。

实验室检查：生化示碱性磷酸酶 161 U/L(40～150 U/L)，γ-谷氨酰转酞酶 189 U/L(11～50 U/L)，总蛋白 75.9 g/L(64～83 g/L)、白蛋白 35.4 g/L(35～55 g/L)，总胆红素 30.3 μmol/L(0～21 μmol/L)、直接胆红素 15.9 μmol/L(0～5 μmol/L)，钠 130.6 μmol/L(136～145 μmol/L)；肿瘤标志物甲胎蛋白 40.61 ng/ml(0～20 ng/ml)、CA19～940.91 U/ml(0～37 U/ml)；凝血功能：PT 13.1 s(14.5～21.5 s)，APTT 25.70 s(22～36 s)。

腹部 B 超提示肝硬化，门脉高压伴脐静脉开放，脾稍大，肝右叶实质不均质稍高回声占位(巨块型肝癌)伴周围肝内转移，肝右静脉主干及下腔静脉近第二肝门处实质低回声占位(考虑癌栓)伴下腔静脉狭窄(布伽综合征)，左肾囊肿，腹腔少量积液。

完善术前准备后，于入院后第三天在局部麻醉下，行 TACE 治疗。

手术过程中，术者发现患者神志模糊，呼之能应，对答不切题，停止手术，急请神经内科会诊。当时查体：P 90 次/min，R 21 次/min，BP 132/94 mmHg，SPO_2 97%。患者处于昏睡状态，双侧瞳孔 4 mm，光反射灵敏，双眼球向左侧凝视，四肢刺激活动少，肌张力增高，左侧巴氏征可疑阳性。即查头颅 CT 示颅内皮髓质交界区弥漫性高密度改变，脑出血待排（图 1）。当时结合患者术前凝血功能正常，术中出现意识改变，考虑碘油脑栓塞可能性大，给予脱水及神经保护治疗。5 h 后患者症状进一步恶化，意识水平下降，查体发现浅昏迷状态，四肢肌张力下降，四肢有不自主活动，双侧巴氏征可疑阳性。转入 ICU 进一步治疗，一周后因消化道出血，肝肾功能衰竭死亡。

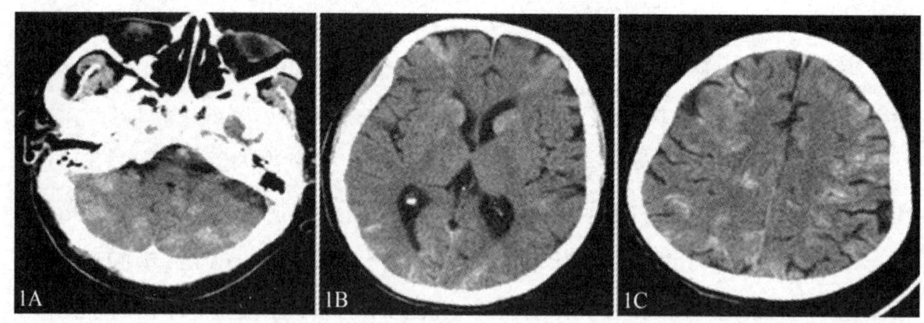

图 1　头颅 CT 提示颅内弥漫性多发高密度影

最终诊断：

①碘油脑栓塞；

②原发性肝癌：

　　肝硬化失代偿期；

　　门脉高压症；

　　下腔静脉狭窄；

　　TACE 术后；

③高血压病 1 级。

2　讨论

碘油脑栓塞（cerebral lipiodol embolism，CLE）是少见的脑栓塞类型，随着碘化油在临床及介入手术中的广泛应用，其发生率在逐渐增高，且致死率高，愈来愈受到重视。

碘油脑栓塞临床起病迅速，根据累及部位及程度不同可表现出不同症状，多为非特异性急性脑缺血症状，轻度可仅表现为头痛、眩晕、烦躁、定向力障碍、指端麻木、肢体稍无力，重者可出现失明、构音障碍、昏迷、重度肢体瘫痪甚至死亡。合并肺栓塞者可表现为胸闷、呼吸困难、氧饱和度降低等[1-2]。

碘油脑栓塞诊断的主要依据：①肝癌 TACE 或其他介入手术碘油治疗病史；②TACE 术中或术后出现神经系统损害临床表现；③较为特征性的颅脑 CT 和 MRI 影像改变，CT 平扫上表现为广泛性高密度影，MRI 影像可早期发现脑实质缺血灶，表现为皮髓质交界区广泛高信号病灶。SPECT 脑血流灌注断层显像呈现脑内多发局灶性充盈缺损[2,3]。

从影像表现角度来说，碘油脑栓塞需与脂肪脑栓塞鉴别。脂肪脑栓塞（cerebral fat embolism，CFE）影像表现为对称性分布、散在多发的斑点状病灶，边缘模糊，直径为 2～10 mm 不等，部分病灶融合，但最大直径不超过 2 cm。主要分布于两侧侧脑室周围、皮质下及深部白质、小脑半球、丘脑及基底节区，白质区病变可伴或不伴出血。MRI 表现为 T1 等信号或长信号，T2 为长或略长信号，液体衰减反转恢复（fluid attenuated inversion recovery，FLAIR）对病灶的显示较 T2 更为清楚，DWI 可显示早期出现的细胞毒性水肿，表现为低信号背景上多发亮点，成为“星空征”（图 2）。但脂肪栓塞多有外伤尤其是骨折史，临床出现难以解释的低氧血症及意识障碍[4,5]。计算机断层摄影术（computer tomography，CT）出现高密度影，临床需注意是否发生脑出血，但本例患者术前凝血功能基本正常，在术中发生意识障碍，故不首先考虑。

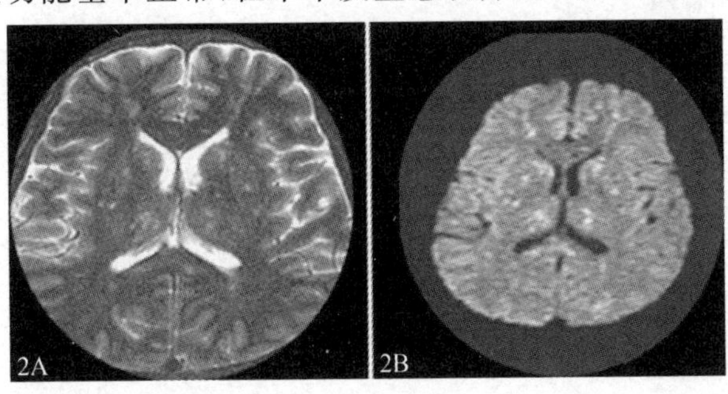

图 2　T2WI 示颅内弥漫性高信号病灶（A）；病灶在 DWI 亦为高信号（B）

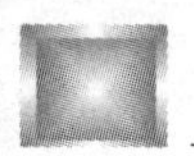

碘油脑栓塞的临床机制存在争议，推测存在由右向左分流的潜在通路，包括：①心脏病变如卵圆孔未闭；②肺内异常分流如肺动静脉瘘等，不排斥肿瘤供血动脉与肺内静脉产生异常吻合，导致肿瘤血管冲刷的碘油进入体循环；③肝癌患者肝动静脉瘘增加，特别是邻近膈肌和肺部的肝癌，肿瘤内肝动脉和肺静脉分支容易形成微小瘘口，碘油进入体循环甚至造成脑栓塞[2,3]。本例患者存在下腔静脉狭窄，且肿瘤肿块巨大，可能存在肺循环与体循环、肝脏肿瘤供血动脉与膈肌动脉、肺动脉之间的异常通道使得碘油进入体循环造成脑栓塞。尽管碘油脑栓塞的发生与异常分流通道有关，也有研究发现可能与碘油的使用剂量有关。有研究综合 17 例碘油脑栓塞患者中，碘油使用量大于 20 ml 的有 9 例，提示碘油用量增加会增加碘油脑栓塞的风险[6]。

总之，碘油脑栓塞属于少见的脑栓塞，好发于 TACE 手术过程中，临床预后差，需要给予足够的重视。

参考文献

1. Kusumoto S, Imamura A, Watanabe K. Case report: the incidental lipid embolization to the brain and kidney after lymphography in a patient with malignant lymphoma: CT findings. Clin Radiol,1991,44:279-280.

2. Li Z, Ni RF, Busireddy KK, et al. Cerebral lipiodol embolism following transcatheter arterial chemoembolization for hepatocellular carcinoma: a report of two cases and literature review. Chin Med J (Engl),2011,124:4355-4358.

3. Yoo KM, Yoo BG, Kim KS, et al. Cerebral lipiodol embolism during transcatheter arterial chemoembolization. Neurology, 2004,63:181-183.

4. Liu HK, Chen WC. Images in clinical medicine. Fat embolism syndrome. N Engl J Med,2011,364:1761.

5. Yoshida A, Okada Y, Nagata Y, et al. Assessment of cerebral fat embolism by magnetic resonance imaging in the acute stage. J Trauma,1996,40:437-440.

6. 刘朝，管生，李明省，等. 肝脏肿瘤介入术后碘油异位脑栓塞(附报道 2 例并文献复习). 介入放射学杂志，2011，20：135-137.

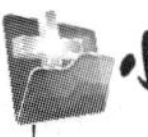

小贴士

头颅 CT 示颅内高密度灶，并不一定是出血。

头颅 DWI 阴性的脑梗*

1 病例简介

患者，男性，70 岁，因“头晕 4 h”来院。患者于 2008 年 9 月 27 日起床刷牙时突然出现头晕，站立不稳，行走摇晃，需扶行，伴恶心呕吐，呕吐为胃内容物，平卧休息时改善，站立行走时明显，病程中无头痛发热，无视物模糊及旋转，无黑朦耳鸣，无明显胸闷心悸，无意识障碍及大小便失禁，无肢体麻木乏力及活动障碍，无咳嗽咳痰，约 11 时由家人送入我院急诊科。

既往高血压病史 30 余年，最高约 180/80 mmHg，现服苯磺酸氨氯地平片 5 mg qd，血压控制尚可，否认糖尿病及心脏病病史，吸烟史 40 余年，约 15～20 支/天，饮酒史 40 余年，每天约 1 瓶啤酒＋4 两高粱酒。

查体：神清，精神稍软，对答切题，双瞳孔等大等圆，光反射灵敏，无眼震，眼球各向活动正常，双侧鼻唇沟对称，伸舌居中，软腭上抬对称，咽反射存在。四肢肌力 5 级，四肢肌张力正常，双上肢腱反射＋，双下肢腱反射＋＋，双侧巴氏征阴性，双侧肢体深浅感觉对称，闭目难立征可疑阳性。跟膝胫试验及指鼻试验阴性。

患者入院当天查头颅 CT（距起病 4 h）报告提示未见明显异常；随后给予头颅 MRI 加 DWI（距起病 8 h）检查亦未见明显异常（图 1）；给予静滴三七总皂苷后，患者诉头晕症状明显缓解，但活动时稍感头晕，患者自行出院回家，后经家人劝说于晚间 8 时收住入院以明确头晕原因。

入病房后查体同前无明显变化，病情稳定。患者家属补诉既往有颈椎病病史，希望检查。主管医师给予颈椎 MRI（距起病 79 h）（图 2），检查报告提示颈椎多个椎间盘突出，C4/5、C5/6 水平椎管狭窄；小脑半球信号异常病变。随即复查头颅 MR＋DWI（距起病 81 h）（图 3）提示右侧小脑急性梗死。

---

* 本文据“DWI 阴性的小脑梗死一例（中国卒中杂志，2009(6)）”修改

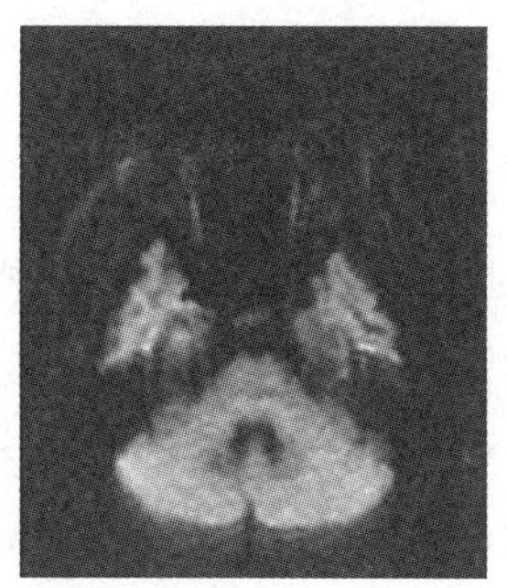

图 1　DWI 检查未见明显病灶

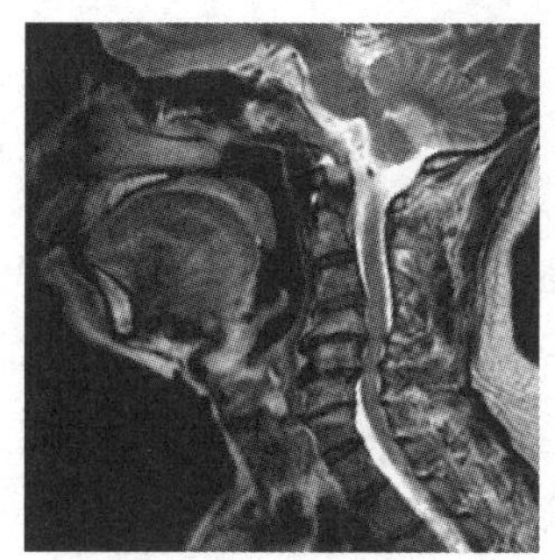

图 2　颈椎 MR 示多个节段椎间盘突出、小脑见异常信号

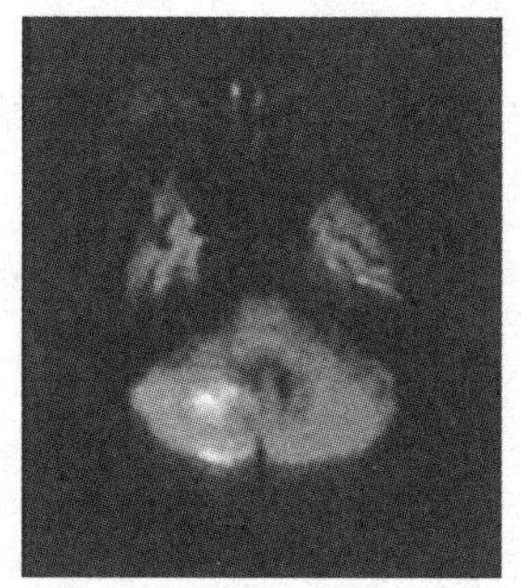

图 3　DWI 复查示右侧小脑高信号，提示急性脑梗

头颅 MRA 提示右侧椎动脉较左侧偏细且有不规则狭窄；颈部血管超声提示颈动脉粥样斑块形成，治疗上给予尼胞二磷胆碱神经保护治疗、法舒地尔扩血管治疗、依达拉奉清除自由基、氯吡格雷及阿托伐他汀抗血小板聚集和降脂治疗后，病人病情好转出院。

出院诊断：

①急性脑梗死：

右侧小脑梗死；

右椎动脉狭窄；

动脉粥样硬化性、动脉到动脉栓塞；

②高血压病 2 级，极高危。

2 讨论

本例患者晨起刷牙时突发头晕，无明显视物旋转，无头痛，无恶心呕吐，稍感行走不稳，结合患者既往有高血压病史30余年，长期吸烟、饮酒史，临床高度怀疑脑血管意外可能。但是临床进行头颅CT和初次头颅MRI+DWI检查结果阴性；在偶然行颈椎MRI检查时发现患者小脑多发异常信号，复查头颅MRI+DWI才证实右侧小脑半球急性脑梗死。总结该病例我们发现：一方面本例患者小脑梗死临床表现不典型，仅表现为头晕，无眼震、无典型构音障碍和共济失调等小脑病变的体征；另一方面，DWI在发病的急性期未能显示病灶，从而造成本例小脑梗死的延误诊断。

小脑梗死占急性脑梗死的3%[1]，典型小脑梗死的临床表现多样，如眩晕、头痛、呕吐、走路不稳、小脑共济失调、眼震、构音障碍、意向性震颤等，但孤立性的症状如单纯的头晕或眩晕症状使得临床及时诊断困难。在一组单纯小脑梗死研究中，240例中有25例临床出现单纯眩晕症状[2]。本例患者晨起后突发头晕，有多种高危因素，但急诊进行头颅CT、头颅MRI及弥散检查均未见明显异常，使得不敢贸然诊断其为急性小脑梗死。

DWI成像能反映组织中水分子的弥散运动情况，起病30 min即可显示病灶，研究证实其敏感性为90%～100%、特异性为100%，是目前认为诊断急性脑梗死的最敏感的成像方式。然而，已有研究发现在脑梗死急性DWI成像为阴性。Lovblad[3]等对151例发病在24 h内可疑急性脑梗死的患者进行DWI检查，结果发现有18例患者DWI表现阴性，而18例患者中69.5%的患者最终诊断为脑梗死。Sylaja等对401例起病24 h内的TIA和急性缺血性卒中患者进行头颅DWI检查，30天时进行复查，在缺血性卒中组的患者，其DWI检查为阴性的比例为25%，其中23.1%患者在起病30天后的复查中发现病灶[4]。目前研究认为，DWI为假阴性的可能原因是[4-6]：①可能与磁共振场强敏感性及扫描的层厚有关。高场强MR(3.0 T)在探测急性梗死灶的敏感度反而不如1.5 T的MRI。扫描层厚过大，微小病灶易被磁共振切面错过，这在脑干梗死和腔隙性梗死中较为多见。②在脑梗死的超急性期，脑血流下降致使神经功能障碍，但未达到弥散受限的阈值。③梗死后的再灌注使得弥散受限恢复正常，但是不能阻止再次的梗死。④在磁共振检查后可能存在两次的卒中事件，形成最终的脑梗死。可见急性脑梗死的 DWI 成像假阴性可能是多种原因，目前尚缺乏确定的结论。

总之，本病例告诉我们，由于 DWI 成像对于急性脑梗死存在假阴性，当临床高度怀疑脑血管事件时，一方面需仔细分析，另一方面尽量完善高场强的磁共振（包括矢状位、冠状位、薄层扫描检查）或者复查影像学以明确诊断。

参考文献

1. Kumral E, Kisabay A, Atac C, et al. Spectrum of the posterior inferior cerebellar artery territory infarcts. Clinical-diffusion-weighted imaging correlates. Cerebrovasc Dis, 2005, 20:370-380.

2. Lee H, Sohn SI, Cho YW, et al. Cerebellar infarction presenting isolated vertigo: Frequency and vascular topographical patterns. Neurology, 2006, 67:1178-1183.

3. Lovblad KO, Laubach HJ, Baird AE, et al. Clinical experience with diffusion-weighted MR imaging in patients with acute stroke. Am J Neuroradiol, 1998, 19:1061-1066.

4. Sylaja PN, Coutts SB, Krol A, et al. VISION Study Group. When to expect negative diffusion-weighted images in stroke and transient ischemic attack. Stroke, 2008,39:1898-1900.

5. Wong YY, Lam WW. Diffusion-weighted imaging in hyperacute stroke—gold standard? Acta Radiol,2003,44:547-549.

6. Rosso C, Drier A, Lacroix D, et al. Diffusion-weighted MRI in acute stroke within the first 6 hours: 1.5 or 3.0 Tesla? Neurology, 2010,74:1946-1953.

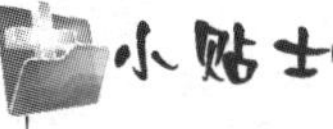

不能仅依赖 DWI 诊断急性脑梗死。

误诊为急性吉兰-巴雷综合征的延髓心型梗死

1 病例简介

患者，男，50岁，因“乏力、头晕伴声嘶5天”入院。患者于5天前无明显诱因下出现全身乏力感，伴有头晕，无头痛及复视，无恶心呕吐，无发热畏寒，无心悸胸闷等不适，到当地医院就诊，查头颅CT未见明显异常，予抗血小板、降脂、改善循环治疗。4天前患者出现四肢力量下降，头晕加重，并出现声音嘶哑，并呈进行性加重，需完全卧床，当地医院查头颅MRI见多个陈旧性腔梗灶，未见急性脑梗死，为进一步诊治转来我院。发病以来患者神志清，饮食、睡眠差，体重未见明显减轻。

既往高血压病史10余年，规则服用“司乐平”，血压控制不详。2型糖尿病史10余年，服用“二甲双胍、格列吡嗪”降血糖，血糖控制不详。长期吸烟，每天10支，已吸30年。无饮酒习惯。

入院查体：T 37.1℃，P 79次/min，R 26次/min，BP 190/91 mmHg，神志清，声音嘶哑，双侧瞳孔等大等圆，对光反射存在，伸舌居中，咽反射消失，双软腭上提欠佳。右侧肢体肌力0级，左下肢肌力1级，左上肢肌力3级，肌张力不高。双侧腱反射阴性，双侧巴氏征未引出。两肺呼吸音清，可及少量痰鸣音，心律齐，未及杂音，腹软，无压痛反跳痛，肠鸣音正常。

初步诊断：

①四肢无力、声音嘶哑待查：

急性吉兰-巴利综合征？

脑血管病？

②高血压病3级；

③2型糖尿病；

④肺部感染。

入院后实验室检查：

血常规：白细胞计数 8.5×10^9/L[$(4\sim10)\times10^9$/L]，中性粒细胞(%) 74.4%(50%～70%)，淋巴细胞(%) 17.0%(20%～40%)。尿常规：镜下红细胞+++，镜下白细胞少量，隐血 200(+++)/μl，蛋白质 0.1(+−)g/L，葡萄糖 11(++) mmol/L。

生化全套、血气分析、凝血功能、术前常规四项、甲状腺功能，肿瘤标志物未见明显异常。超敏 C 反应蛋白 29.40 mg/L(0～8 mg/L)。

腰穿示脑脊液压力 120 mmH_2O，白细胞数 0/μl，葡萄糖 7.1 mmol/L(2.5～4.5 mmol/L)，蛋白 0.76 g/L(0.15～0.45 g/L)。

临床考虑急性吉兰-巴雷综合征(Guillain-Barrè syndrome，GBS)可能性大，先后给予静滴大剂量丙种球蛋白、营养神经及抗感染等治疗，并预约神经电生理检查。

患者四肢肌力继续下降，声音嘶哑加重，并出现呼吸困难。考虑患者虽无上运动神经元瘫痪证据，但仍旧需排除高位颈髓病变致脊髓休克或脑干病变的可能。加作颈椎 MRI 示延髓内异常长 T1、长 T2 信号(图 1A)。随后行脑干薄层 MRI 平扫+弥散+增强示桥脑下部及延髓内见两侧对称长 T1、长 T2 信号，边界清楚，DWI 上高信号，无强化(图 1B，图 2A)，首先考虑急性脑梗死。

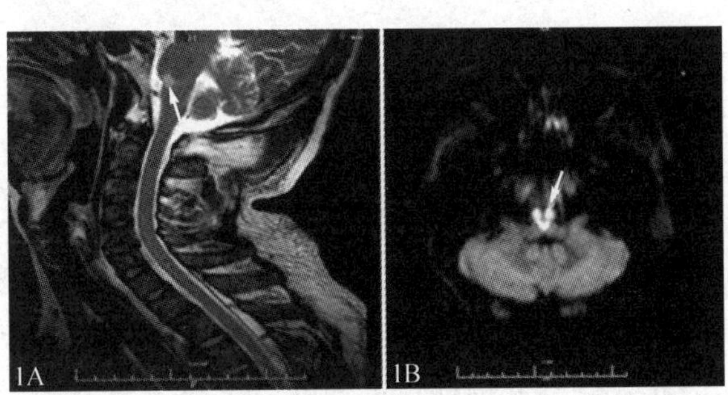

图 1　颈椎 MRI 示延髓长 T2 信号病灶(白箭头)(A)；DWI 示延髓“心型”梗死(白箭头)(B)

给予低分子肝素皮下注射抗凝、阿托伐他汀稳定斑块及改善循环、神经保护等治疗。椎基底动脉 CTA：右侧椎动脉 V4 段狭窄，右侧后下动脉显影欠佳。患者症状逐渐改善，出院后转当地医院行康复治疗。

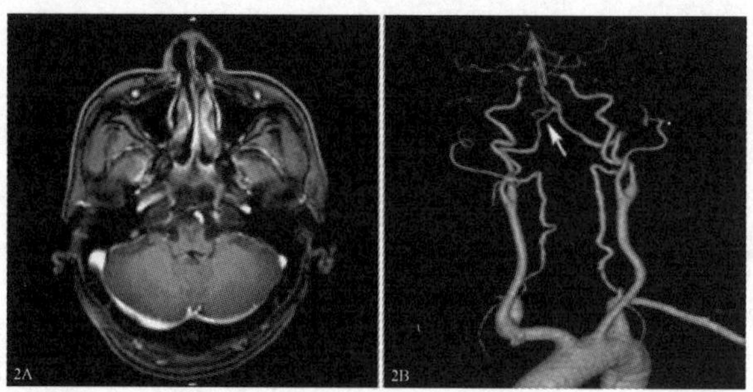

图 2　头颅 MRI 增强未见病灶强化(A);CTA 示右椎动脉 V4 段狭窄(白箭头),后下动脉显影欠佳(B)

出院诊断:

①急性脑梗死:

延髓心型梗死;

颅内动脉硬化狭窄;

原位血栓形成可能性大;

②高血压病 3 级极高危;

③2 型糖尿病;

④肺部感染。

2　讨论

延髓心型梗死是指双侧延髓内侧梗死,因其在 MRI 弥散加权像(DWI)上类似"心型"的特征性表现,故而得名。延髓位于脑干最下端,较脑干其他部位血供丰富,侧支循环更好,所以延髓发生梗死的机会相对较少。如发生延髓梗死则以延髓背外侧为主,延髓内侧梗死少见,双侧延髓内侧梗死更为罕见[1,2]。由于延髓血供来源较多,梗死灶的大小、位置变异多,因此双侧延髓内侧梗死的临床表现复杂多样。患者可表现为急性起病的偏瘫、四肢瘫,或由单肢瘫起病,逐渐进展为偏瘫、四肢瘫、双侧深感觉障碍、延髓麻痹、伴或不伴面舌瘫,严重者发生呼吸困难[3],预后极差。由于双侧延髓内侧梗死的临床表现变化较大,容易造成临床上的误诊。

本例患者最初误诊为急性 GBS 的原因主要有:首先,患者急性起病，以球麻痹、四肢肌力下降、腱反射减退、病理征阴性为主要表现；其次，腰穿提示蛋白-细胞轻度分离，头颅 DWI 未见急性脑梗死病灶。

然而，本例临床上虽首先考虑急性 GBS，仍有以下几个疑点：①患者起病前没有常见的上呼吸道感染、腹泻等胃肠道感染症状，但存在多个脑血管病危险因素；②患者临床表现为四肢不对称性软瘫，需注意中枢性瘫痪早期时，由于断联休克作用，瘫痪呈弛缓性，腱反射减低或丧失。患者长期存在糖尿病病史，腱反射也可能减弱；③患者有声音嘶哑症状，查体示咽反射消失，虽然 GBS 可累及双侧后组颅神经，但仍需警惕双侧延髓损伤的可能；④头颅 DWI 阴性并不能排除急性脑梗死可能（见病例"头颅 DWI 阴性的脑梗"）。

从血管解剖学分析，延髓内侧的血供主要来自前中侧延髓动脉（来自椎动脉）和前外侧延髓动脉（脊髓前动脉的分支），因此延髓内侧梗死的原因可能主要与椎动脉和脊髓前动脉粥样硬化有关，其他少见原因有椎动脉夹层、心源性栓塞等。引起双侧延髓内侧梗死的动脉粥样硬化更多见于椎-基底动脉接合部，这个部位的血栓易延伸至对侧，导致穿支动脉入口处闭塞或穿支动脉近端形成粥样硬化斑块闭塞或者穿支动脉血管变异支配双侧延髓；双侧的脊髓前动脉起源于一侧的椎动脉的穿支动脉血管变异也会造成双侧延髓内侧梗死[4]。本例患者病情逐渐加重，同时颈部血管 CTA 显示两侧椎动脉枢椎段管壁增厚、毛糙，管腔狭窄，支持动脉粥样硬化斑块闭塞为其主要发病原因。

总之，双侧延髓内侧梗死是一种少见的急性缺血性脑血管病，由于发病率低，临床表现复杂多变，诊断困难，作为临床医生应提高对该类型缺血性脑血管病的认识，选择准确的影像学检查，对患者做出及时准确的诊断和治疗，以降低死亡率和残疾率，提高患者生活质量。

参考文献

1. Liu C, Lin S. Tetraplegia following bilateral medial medullary infarction. Tzu Chi Med J, 2009, 21(3):248-250.

2. Kumral E, Afsar N, Kirbas D, et al. Spectrum of medial medullary infarction: clinical and magnetic resonance imaging findings. J Neurol, 2002, 249:85-93.

3. Katoh M, Kawamoto T. Bilateral medial medullary infarction. J Clin Neurosci, 2000, 7(6):542-560.

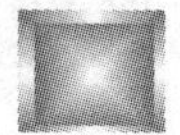

4. Kataoka S, Terasawa H, Tohji H. Sequential bilateral medial medullary infarction due to vertebral artery dissection. Cerebrovasc Dis,2007,24:309-312.

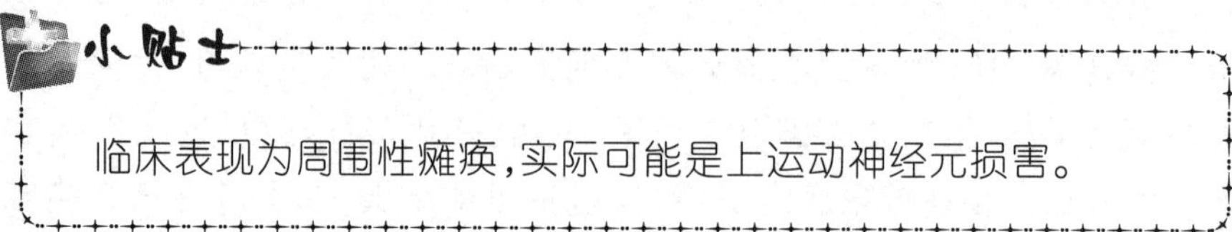

以晕厥为首发表现的心房黏液瘤伴脑栓塞*

1 病例简介

患者,女,37岁,因"发作性意识丧失1次,口齿不清3天"来我院就诊。患者4天前在爬山时无明显诱因的情况下突然晕倒伴意识丧失,持续约数分钟,同伴诉当时患者双眼紧闭、面色苍白,无大汗淋漓与口唇发紫,无肢体抽搐及舌咬伤,无尿便失禁,清醒后无明显不适。次日患者在座位休息时,突然感到口齿不清,并伴右侧肢体乏力,持物及行走稍不稳,无头晕及视物旋转,无饮水呛咳及吞咽困难,无黑朦及意识丧失。患者因症状无明显缓解于当地医院就诊,经急诊行颅脑CT检查显示:左侧顶枕叶低密度灶,考虑脑梗死。患者为进一步检查来我院就诊,门诊遂以"口齿不清待查"收入院。发病以来,神志清,胃纳可。

患者既往无卒中、心脏病、高血压、高血脂及糖尿病史,否认吸烟、饮酒史。否认两系三代以内的高血压、糖尿病、心脏病及其他遗传病病史。

体格检查:T 36.8℃,P 79次/min,R 20次/min,BP(左) 125/72 mmHg,(右)119/68 mmHg。神经系统查体:神清,定向力、计算力和近记忆力正常,右侧鼻唇沟稍浅,构音障碍,悬雍垂略向左偏,伸舌无偏斜,余颅神经检查无阳性体征。左侧上肢肌力Ⅴ级,下肢肌力Ⅴ级;右侧上肢肌力$Ⅴ^-$级,下肢肌力Ⅴ级。四肢肌张力正常,腱反射对称,双侧巴氏征阴性。面部及肢体深浅感觉正常。心脏及颈部血管听诊未闻及杂音。两肺听诊呼吸音清,未闻及干湿啰音。腹软,无压痛及反跳痛。

实验室检查:血、尿、粪三大常规、凝血功能全套、血生化全套(含血脂、血糖等)、同型半胱氨酸、抗心磷脂抗体、血沉、C反应蛋白、免疫球蛋白与补体水平、术前四项均正常。

头颅MRI:左侧顶叶病灶,呈稍长T_1和稍长T_2信号,DWI与

* 本文据"以晕厥为首发表现的心房黏液瘤伴脑栓塞1例(中国卒中杂志,2012(7))"修改

FLAIR 序列均为高信号,考虑急性脑梗死(图 1)。

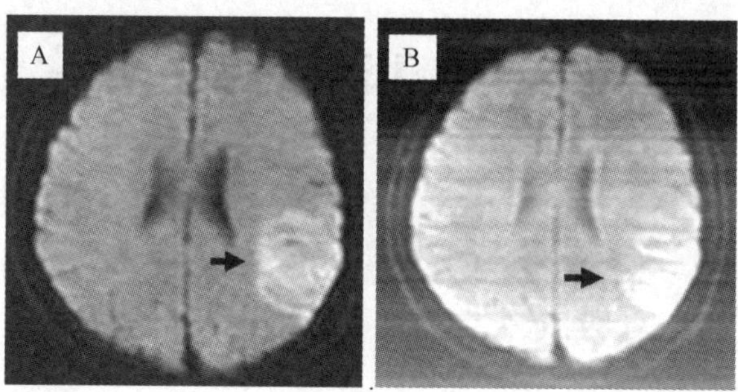

图 1 DWI(A)和 FLAIR(B)检查示左侧顶叶高信号(箭头所示)

头颅 MRA:右侧后交通动脉胚胎型,未见明显血管狭窄和闭塞。

24 h 动态心电图:窦性心律,偶发房性期前收缩。

超声心动图:左房房间隔水平,见一大小约 21.6 mm×41.0 mm 中等回声团,提示黏液瘤可能性大;二尖瓣轻度返流(图 2)。

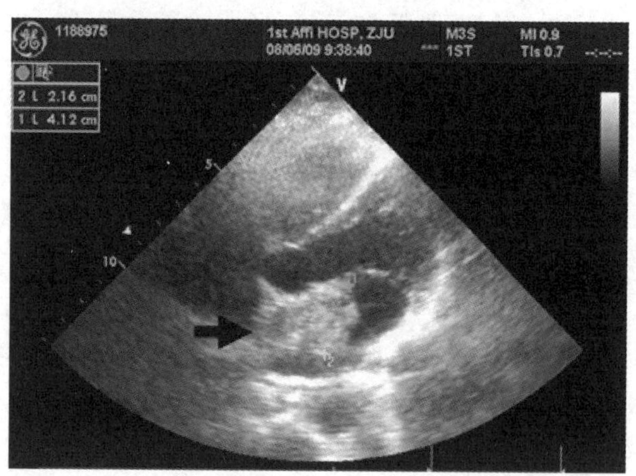

图 2 超声心动图示左房房间隔水平,见一大小约 21.6 mm×41.0 mm 中等回声团(箭头所示),提示黏液瘤可能

入院先后给予阿司匹林抗血小板聚集、前列地尔和三七总皂苷改善微循环,阿托伐他汀神经保护治疗。患者入院 5 日后转入本院心胸外科病房,行左房肿物切除术,术后病理示梭形星形肿瘤细胞分布于黏液样基质内,证实为黏液瘤(图 3)。术后一周患者出院,症状基本消失。

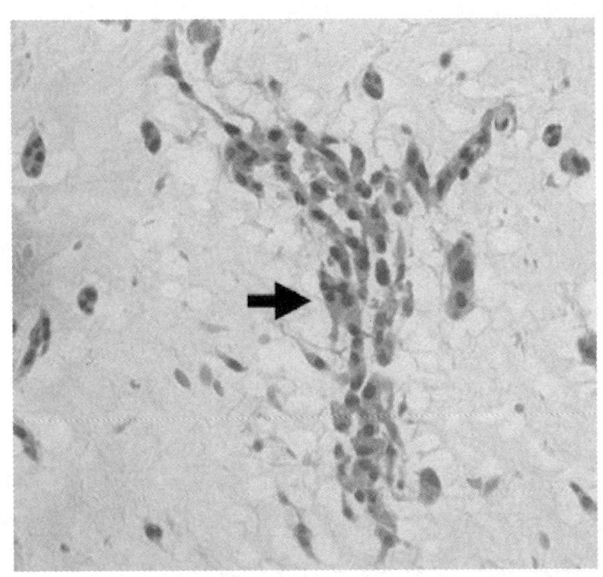

图 3　左房切除瘤体的苏木精-伊红染色法(hematoxylin-eosin staining, HE)染色，可见特征性的酸性黏多糖基质和嵌于其中的多角形细胞(箭头所示)(×400)

出院诊断：

急性脑梗死：

　心房黏液瘤；

　心源性栓塞。

随访 6 个月患者上述症状无复发。

2　讨论

缺血性卒中约有 15%～20%为心源性脑栓塞。引起心源性脑栓塞的病因主要包括心房颤动(房颤)、心肌梗死、扩张性心肌病及心瓣膜病等。心房黏液瘤是最常见的原发性心脏肿瘤，可发生在心脏的各个心腔，但 75%以上起源于左心房，好发于青年或中年，约 20%～45%的患者首发症状为栓塞，可表现为脑栓塞、肾脏栓塞、外周血管栓塞等[1]。由心房黏液瘤引起的脑栓塞不足 1%，且临床表现多种多样，缺乏特异性，易误诊为神经内科的其他疾病，但心房黏液瘤有可能通过外科手术治愈，因此早期诊断、及时治疗十分必要。心房黏液瘤引起脑栓塞国内外均有报道[2-3]，但以晕厥为首发表现的脑栓塞病例报道少见。

心房黏液瘤发病率不到0.05%[4]，可发生于任何年龄，但以30～60岁女性多见，黏液瘤起源于心内膜，长大后突向心脏，有蒂与心内膜相连，心房黏液瘤随心动周期而上下活动，舒张期部分脱入心室，收缩期随二尖瓣关闭而回到心房。心房黏液瘤瘤体较脆，由于二尖瓣的作用或者是血流冲击，部分瘤体可脱落而形成栓塞事件。有文献报道，约16%的心房黏液瘤患者首发症状为栓塞，且有35%的心房黏液瘤患者心脏体检无异常发现[5]。因此，如遇到中青年患者突然起病，临床怀疑为卒中，既往无明确卒中危险因素者，即使心脏体检无异常发现，也应常规做心脏超声检查以排除心脏肿瘤、卵圆孔未闭等并发卒中的可能危险因素。

左房黏液瘤所致神经系统并发症主要是颅内动脉瘤和颅内占位损害，但常常表现多样性。心房黏液瘤症状表现的多样性与栓子的形态有关而不是其大小，栓子的形态能延缓那些肿瘤栓塞包括黏液瘤诱导的脑动脉瘤和转移的黏液瘤患者神经系统并发症发生的时间，进而出现类似于中枢神经系统血管炎与感染性心内膜炎的临床表现[6]。

本例患者未发现其他常见的卒中危险因素，发病后症状迅速达到高峰，头颅MRA显示脑动脉形态良好，说明脑血管已再通，推测栓子来源于大脑中动脉外的可能性大。此外，患者颈部血管彩超未见血管狭窄或斑块形成，可排除动脉粥样硬化斑块脱落引起的动脉至动脉的脑栓塞。结合超声心动图，诊断可能为左房黏液瘤所致的心源性脑栓塞。根据中国缺血性卒中亚型(Chinese ischemic stroke subclassification，CISS)诊断分型，该患者的发病机制考虑为心源性栓塞[7]。本例患者瘤体较大，占据大部分左心房，同时由于运动而机械性堵塞血流，造成严重的血流动力学障碍，故而引起晕厥[8]。患者既往无心脏病病史及症状，入院前从未行超声心动图检查。此次发病以晕厥为首发症状，之后出现口齿不清和单侧肢体轻度乏力，临床表现无发热、体重减轻、胸闷、心悸、气促等症状。体格检查心脏大小正常，心脏听诊无杂音与心律失常，相关实验室检查结果均正常，普通心电图及动态心电图等辅助检查均未提示心脏相关疾病，给临床病因诊断造成一定困难。若不进行心脏超声检查，则易导致疾病的漏诊。因此，本例患者以晕厥为首发症状，并提示少见的心脏良性肿瘤是引起年轻人脑栓塞的一个不可忽视的原因，临床医生在实际工作中应予以积极排查。

参考文献

1. Herbst M, Wattjes MP, Urbach H, et al. Cerebral embolism from left atrial myxoma leading to cerebral and retinal aneurysms: a case report. Am J Neuroradiol, 2005, 26:666.

2. Al-mateen M, Hood M, Trippel D, et al. Cerebral embolism from atrial myxoma in pediatric patients. Pediatrics, 2003, 112:e162.

3. Luo W, Liu W, Wen H. Two cases of eft atrial myxoma with cerebral stroke as the first sign. Chinese J Nervous Mental Dis, 2004, 30:345.

4. Jean WC, Walski-Easton SM, Nussbaum ES, et al. Multiple intracranial aneurysms as delayed complications of an atrial myxoma: Case report. Neurosurg, 2001, 49:200-203.

5. Pinedel L, Duhaut P, Loire R. Clinical p resentation of left atrial cardiac myxoma. A series of 112 consecutive cases. Medicine (Baltimore), 2001, 80:159-172.

6. Lee VH, Connolly HM, Brown RD. Central nervous system manifestations of cardiac myxoma. Arch Neurol, 2007, 64:1115-1120.

7. Gao S, Wang YJ, Xu AD, et al. Chinese ischemic stroke subclassification. Front Neurol, 2011, 15:6.

8. Vassiliadis N, Vassiliadis K, Karravelas G. Sudden death due to cardiac myxomas. Med Sci Law, 1997, 37:76-78.

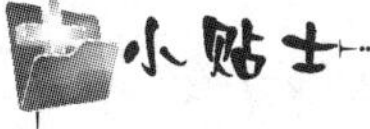

心超检查在青年卒中的病因筛查中很重要。

不典型感染性心内膜炎引起的脑栓塞

1 病例简介

患者,男,22 岁,因头晕伴行走不稳一周入院。患者一周前在无明显诱因下出现头晕,无明显视物旋转,无头痛,无肢体无力,患者自觉走路不稳,摇晃感明显,即来门诊就诊,查头颅 CT 示双侧小脑低密度灶,为进一步诊治收入病房。病程中无发热头痛、无关节肿痛、无胸闷气急症状,胃纳可。

既往否认高血压、糖尿病史,无吸烟史。6 岁时曾有突发失语,当地医院治疗 3～4 月后逐渐恢复,遗留口齿欠清(具体情况不详)。此次入院前 10 个月,因突发右侧肢体活动不利,在当地医院做头颅 MRI 提示脑梗死,经治疗后,右侧肢体无力完全恢复,出院后未服用药物。无烟酒嗜好。

体格检查:T 36.7℃,P 72 次/min,R 18 次/min,BP 114/76 mmHg,神清,眼球各向活动可,双侧瞳孔直径 3 mm,对光反应可,言语欠清,四肢肌力可,腱反射(++),双侧病理征(—)。右侧指鼻欠准,昂伯氏征阳性。心肺听诊无殊。

实验室检查:血、尿、粪三大常规未见明显异常。甲状腺功能、肝肾功能、电解质、空腹血糖、血脂均正常。心肌酶谱:羟丁酸脱氢酶 218 U/L(72～182 U/L),余正常。风湿指标正常。

头颅 MRI(图 1,2):双侧大脑半球陈旧性病灶,右侧小脑半球可见斑片状稍长 T1 和稍长 T2 信号,DWI 和 FLAIR 均呈高信号。意见:右侧小脑半球梗死(急性期),双侧大脑半球多发陈旧性脑梗死。

颈部血管 MRA(图 3A):两侧颈总动脉、颈内外动脉、两侧椎动脉及基底动脉显示良好,走行正常,边缘光整,腔内信号均匀,未见局限性膨隆或狭窄改变。

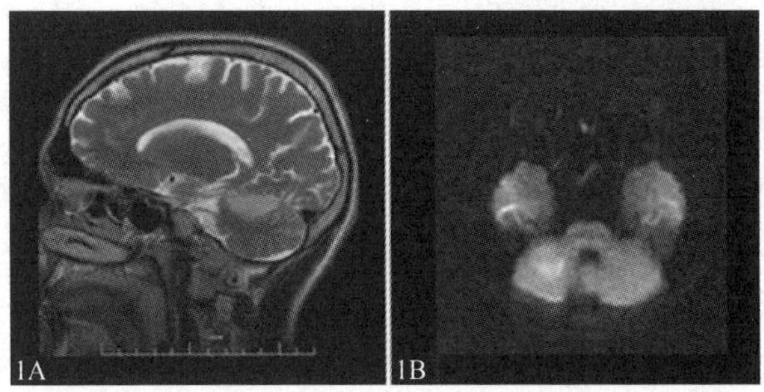

图 1　矢状位 T2WI 示右侧小脑异常高信号，为小脑上动脉分布区（A）；DWI 示右小脑半球高信号病灶（B）

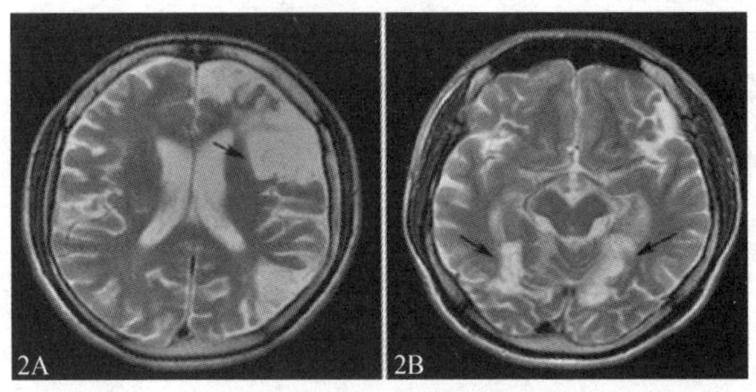

图 2　T2WI 示左侧大脑半球（A）、双侧颞叶内侧（B）陈旧性病灶

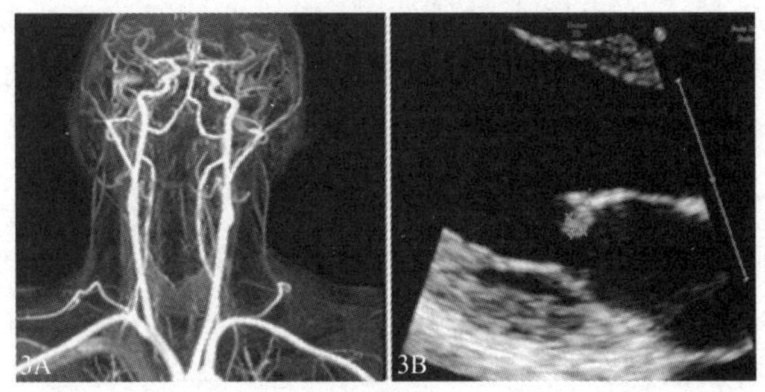

图 3　颈部血管 MRA 未见明显异常（A）；心超示二尖瓣赘生物（B）

经食道超声心动图（transesophagus echocardiography，TEE）未见房间隔缺损及卵圆孔未闭征象。腹部超声示脾偏大。

住院期间，先后予阿司匹林抗血小板聚集、胞二磷胆碱神经保护、三七总皂苷改善微循环等治疗，患者症状逐渐好转。结合患者头颅影像病灶特点，补作普通经胸超声心动图（transthoracic echocardiography，TTE）提示二尖瓣前叶赘生物伴二尖瓣轻度返流，提示有感染性心内膜炎，三尖瓣轻度返流（图 3B）。

经心内科、心外科会诊，考虑瓣膜性质不定，有手术处理指征。转心外科行二尖瓣置换术，术中见二尖瓣前叶边缘肿块，约 0.4～0.6 cm 大小，表面布乳头状突起，二尖瓣轻度关闭不全。术后病理：二尖瓣纤维组织增生胶原化，伴黏液变性及疣状赘生物形成，符合亚急性感染性心瓣膜炎改变。术后给予青霉素抗感染、华法林抗凝治疗，出院后门诊随访。

出院诊断：

①急性脑栓塞：

二尖瓣病变；

心源性栓塞；

②亚急性感染性心内膜炎。

出院后一年，曾发作口齿不清一次，经治好转。

2 讨论

感染性心内膜炎（infective endocarditis，IE）是由细菌等病原微生物感染心脏瓣膜和心脏血管内膜所致，其特征性病损为赘生物形成。IE 临床表现多样，可以出现发热、动脉栓塞现象（包括肾栓塞、脑栓塞、肢体动脉栓塞和肺栓塞等），查体发现心脏杂音、脾肿大、杵状指（趾）等体征，实验室检查可发现贫血、白细胞增多、血沉增快、血培养阳性。超声心动图检查示心内膜受累证据，包括附着于瓣膜或瓣膜装置，或心脏、大血管内膜，或置入人工材料上的赘生物，或心内脓肿，或瓣膜穿孔、人工瓣膜或缺损补片有新的部分裂。其中二尖瓣、主动脉瓣是常见累及的瓣膜。以往根据发病情况和病程将 IE 分为急性和亚急性，近年来由于新型抗生素的不断问世，要严格区分急性与亚急性病例颇为困难。

脑卒中包括脑出血和脑栓塞，是 IE 的常见并发症，发病率高达 15%～40%，与患者早期和晚期的死亡率增加有关。脑栓塞是最常见的神经系统并发症，主要与心脏瓣膜赘生物脱落或者血液高凝状态有关，其中 30%～70%可以是无症状性脑栓塞，部分病人同时伴有颅内微出血。栓塞的发生与赘生物的长度和感染的微生物种类有关。研究发现超声显示赘生物长度大于 4 mm，最适合预测脑栓塞发生，赘生物长度增加 1 mm，风险增加 10%，与赘生物的形状关系不大。而金黄色葡萄球菌感染被认为是引起脑栓塞最常见的感染类型[1]。IE 累及二尖瓣发生卒中概率要高于主动脉瓣。但两者住院时间、病情严重程度、住院期间和一年的死亡率比较无差异[2]。

典型的 IE 诊断并难，但有意思的是本患者在近一年时间里并没有明确病因。首先是该患者 IE 症状表现不典型，在长达一年的时间内并没有发热这一最常见的症状，国内协和医院统计的 120 例患者均有发热症状[3]；患者也没有出现贫血、心律失常、皮肤黏膜出血点表现，实验室检查也未发现血常规增高、血沉增快、血尿等表现。其次是第一次住院时检查不全面，心源性病因是青年卒中的常见原因之一，但患者未行心脏超声等相关检查；在本院住院期间，结合患者颅内病灶，涉及前后循环和左右大脑半球，且病灶时间新旧不一、颅内外血管 MRA 正常，缺乏高血压、糖尿病等血管危险因素，虽 TEE 报告未见异常，仍高度怀疑心源性病因，最后证实是二尖瓣赘生物引起多次脑栓塞。心脏超声检查由于高度敏感性和无创性，成为诊断 IE 的主要手段之一。心超除直接发现赘生物外，尚可明确瓣膜损伤的情况，评价心功能，并可行动态观察。对于那些赘生物小、经胸心超不能明确而临床高度怀疑 IE 的病例，TEE 对 IE 诊断更有价值。而本例患者 TEE 未发现异常，因主管医生考虑患者的影像学特点，补做 TTE 而发现责任病灶，可能与超声操作者熟练程度有关。

对于 IE 引起的脑栓塞是否进行抗凝治疗存在争论。反对者认为抗凝治疗增加颅内出血的风险，尤其是葡萄球菌性 IE 本身颅内出血发生率高，即使不使用抗凝脑栓塞后有高达 57% 的梗死后出血风险[4]。支持者认为抗凝的风险被高估：首先，多项研究尚不能确定颅内出血与抗凝之间的相关性；其次，有研究发现停用抗凝治疗后，IE 引起的脑血管事件和死亡率增加[5]。显然，在目前缺乏大规模临床的基础上，过分的肯定或者否定都是不可取的；在积极抗感染和外科手术基础上，对患者进行精确的危险分层，如梗死面积的判定、颅内微出血数目的检测，有助于临床合理用药。但是对于时间窗的急性脑栓塞患者，一项研究对美国

国家住院样本数据库的 222 例 IE 进行溶栓患者进行分析，发现与非 IE 患者相比，前者溶栓后出血的风险高达 20%，后者为 6.5%，且良好预后的比例较低[6]。

参考文献

1. lung B, Tubiana S, Klein I, et al. Determinants of cerebral lesions in endocarditis on systematic cerebral magnetic resonance imaging: A prospective study. Stroke,2013,44:3056-3062.

2. Anderson DJ, Goldstein LB, Wilkinson WE, et al. Stroke location, characterization, severity, and outcome in mitral vs aortic valve endocarditis. Neurology,2003,61:1341-1346.

3. 娄秀芬，杨德彦，刘正印，等. 感染性心内膜炎 120 例分析. 中华内科杂志，2009，48(1):35-38.

4. Sila C. Anticoagulation should not be used in most patients with stroke with infective endocarditis. Stroke,2011,42:1797-1798.

5. Rasmussen RV. Anticoagulation in patients with stroke with infective endocarditis is safe. Stroke,2011,42:1795-1796.

6. Asaithambi G, Adil MM, Qureshi AI. Thrombolysis for ischemic stroke associated with infective endocarditis: Results from the nationwide inpatient sample. Stroke,2013,44:2917-2919.

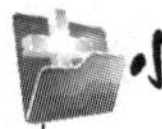

小贴士

辩证地依靠影像检查，不盲从报告结果。

以多发脑栓塞为首发表现的非细菌性血栓性心内膜炎

1 病例简介

患者，男，67 岁，因左侧肢体无力 10 天入院。患者 10 天前无明显诱因下出现头昏，左侧肢体活动不利，走路出现拖步现象，无发热，无头痛，无肢体抽搐现象，无胸闷气急。当时未就医，后症状进一步加重，家人发现患者反应迟钝，对周围漠不关心，左侧肢体活动度持续下降，不能自行行走，并出现发热症状，无明显气促症状，来本院就治，查头颅 CT 示颅内多发低密度灶，考虑急性脑梗死，为进一步诊治收入病房。

既往有多年糖尿病史，血糖控制可。否认高血压病史，无肝炎结核病史。否认外伤手术史。

体格检查：T 38℃，R 25 次/min，P 110 次/min，BP 130/90 mmHg。嗜睡，查体欠配合，双侧瞳孔直径 3 mm，对光反应存，左侧肢体刺激后活动少，四肢肌张力不高，双侧腱反射(+)，双侧巴氏征(+)。听诊双肺呼吸音粗，可闻及痰鸣音，左侧明显。心率快，律齐，心脏杂音不明显。

入院诊断：

①急性脑梗死；

②2 型糖尿病；

③肺部感染。

实验室检查：血常规示白细胞 15.6×10^9/L，中性细胞 14.35×10^9/L。生化全套示碱性磷酸酶 206 U/L(40～150 U/L)，白蛋白 33.4 g/L(35～55 g/L)，谷丙转氨酶 225 U/L(5～40 U/L)，尿素 26 mmol/L(2.8～8.2 mmol/L)，钾 3.3 mmol/L(3.5～5.5 mmol/L)。

痰培养示铜绿假单孢菌。胸片示肺渗出性改变，考虑炎症，双侧胸腔积液。头颅 MRI 示双侧大脑半球、小脑多发急性梗死灶(图 1)。

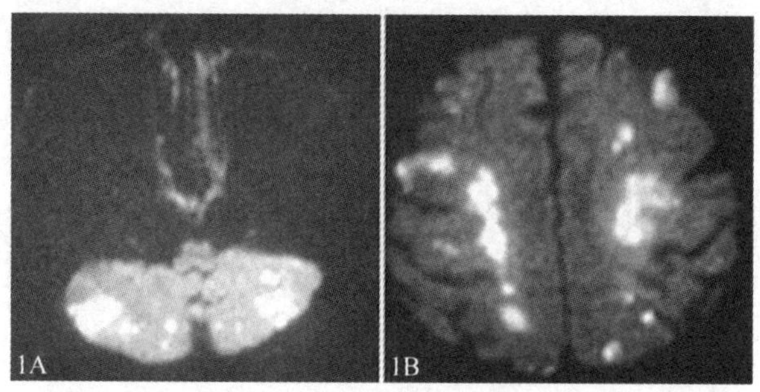

图1 DWI示双侧小脑半球(A)、大脑半球(B)多发急性脑梗死

心超示主动脉硬化，主动脉瓣赘生物或血栓形成。头颅 MRA 未见明显大血管狭窄(图 2A)。

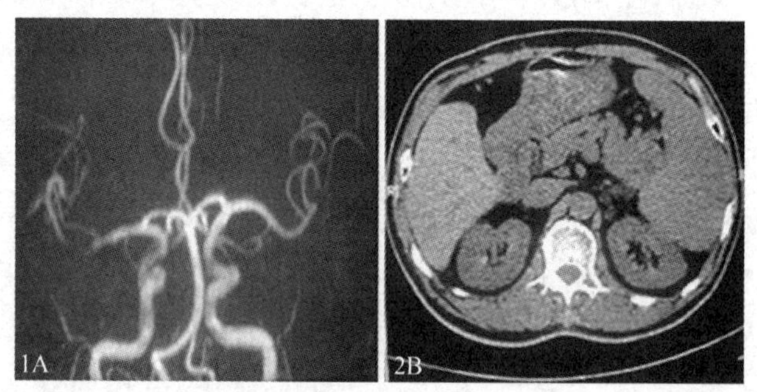

图2 头颅 MRA 未见明显血管狭窄(A)；腹部 CT 示胰腺内低密度灶，占位考虑(B)

先后给予依达拉奉清除氧自由基、生脉益气养阴、头孢哌酮钠舒巴坦钠抗感染、华法林抗凝和胰岛素控制血糖等治疗，患者症状无明显好转，并出现黑便。凝血四项回报部分凝血活酶时间 54 s(22～36 s)，纤维蛋白原 76 mg/dl(20～40 mg/dl)，血浆凝血酶原时间大于 120 s(10～13.5 s)，凝血酶时间 33.2 s(14.5～21.5 s)。给予停用华法林，给予肌注维生素 K_1、静滴新鲜冰冻血浆纠正凝血功能。

肿瘤标记物回报 CA125＞1000 IU/ml，CA15 373.5 IU/ml，CA199＞1200 IU/ml，CA242＞150 IU/ml，CA724 52.11 IU/ml，各项值均不同程度升高。加做腹部 B 超示腹水、肝内实性肿块。胸腹部 CT 示胰尾部占位病变，考虑胰腺癌伴肝脏、脾脏、腹腔、腹膜后淋巴结及大网膜广泛转移(图 2B)。患者症状进一步恶化，体温控制不佳，并出现血压下降，肝酶进行性升高，肾功能下降。家属要求放弃积极治疗，后因多器官功能衰竭死亡。

最终诊断：

①急性多发性脑栓塞：

主动脉瓣病变；

心源性栓塞；

②非细菌性血栓性心内膜炎；

③胰腺癌伴多脏器转移；

④肺部感染；

⑤2 型糖尿病；

⑥消化道出血；

⑦多脏器功能衰竭。

2 讨论

引起心脏瓣膜的病变原因很多，常见的包括风湿性瓣膜病、感染性心内膜炎、先天性畸形、心肌病变、系统炎症性病变等，均易引起血栓栓塞事件，非细菌性血栓性心内膜炎（nonbacterial thrombotic endocarditis，NBTE）是其中少见的一种类型。NBTE 是指心脏瓣膜上产生质地松脆的无菌性赘生物，可发生在各种非致死性急性或慢性病患者，常与慢性消耗性疾病、恶性肿瘤和弥散性血管内凝血（disseminated intravascular coagulation，DIC）等多种疾病有关。研究发现主动脉瓣和二尖瓣最常累及，或者两者同时累及，右侧瓣膜累及少见。典型的赘生物位于二尖瓣和三尖瓣的心房面以及主动脉瓣和肺动脉瓣的心室面。病变多发生于瓣膜中血流速较高的小叶，不影响瓣膜功能，因此血流有助于病变形成。赘生物包括退化的血小板和纤维蛋白相结，直径在 0.1～2 cm 之间。病理上可以观察到黏合的血液和聚集的血小板而没有炎症反应，较感染性心内膜炎更易脱落。赘生物其下的瓣膜组织基本正常或者有轻微异常胶原和弹力纤维。发生栓塞后，病灶部位可以重新内膜化和呈纤维细胞增生和纤维化[1]。

NBTE 多发生于 40～80 岁之间，其临床主要表现是栓塞事件而非瓣膜病变，因为在其附着处没有炎症反应，赘生物易于移位，栓塞事件发生率平均为42%。脑动脉、冠状动脉、肾动脉和肠系膜动脉均易受累。临床无症状性栓塞事件可以发生，小而脆的赘生物不易被超声发现，因此很多是在尸检中发现。最常见也是最具损害的是脑栓塞引起的突发神经功能缺损症状，当然肿瘤患者需作头颅 MRI 或增强 CT，排除中枢神经系统转移，DWI 有助于诊断。有研究发现 NBTE 多为多发性散在梗死，而感染性心膜炎引起的梗死可以多发，也可单发。瓣膜赘生物的大小与卒中的大小、数目和类型无关，这是因为赘生物无细胞组织，形成碎片多。血尿提示肾脏梗死，左上腹痛提示可能脾脏梗死。四肢外周动脉梗死可引起肢体发冷、发绀和动脉搏动消失。主动脉瓣和肺动脉瓣常累及，肺梗也有报道，甚至有文献报告 NBTE 发生肺动脉梗死的机会高达50%。如果患者伴有发热或继发感染或非感染引起的发热，临床不易诊断。心脏杂音不常见，即使有，也是左下胸骨的非特异性收缩样杂音。出现新杂音或者原有杂音性质改变，有助于诊断但不常见。但是，有肿瘤史患者或者实验室确诊 DIC 的患者出现心脏杂音，临床需高度怀疑 NBTE。经食道超声较经胸超声更有助于诊断，但要掌握指证，减少并发症出现[1,2]。

NBTE 与恶性肿瘤关系密切，在一组研究中发现腺癌是最常见的相关肿瘤，如肺癌、胰腺癌和胃癌等均为常见的肿瘤。肿瘤的存在促进纤溶酶原激活物抑制剂和 COX-2 活性增加，导致血栓形成。单核细胞或巨噬细胞与肿瘤细胞相结合，促进包括肿瘤坏死因子、IL-1、IL-6 等细胞因子的释放，导致内皮细胞损害；在高血流区血小板沉积，导致血栓形成。巨噬细胞与肿瘤细胞结合也可以激活血栓级联反应和减少抗凝物质的产生。肿瘤细胞本身产生诸如半胱氨酸蛋白酶和组织因子、半胱氨酸蛋白酶激活因子Ⅴ等促凝物质，产生高凝状态[3]。

本例患者急性发病，有神经缺损症状，头颅 MRI 提示多发的梗死灶，位于血管分布区域，且前后循环均有累及。主管医生已经考虑到了心源性梗死的可能，在心超发现主动脉瓣赘生物后，就给予华法林抗凝治疗。但直到肿瘤标记物各项值升高，才考虑可能存在潜在肿瘤，最终腹部 CT 证实胰腺肿瘤伴多发转移，才明确 NBTE。纵观病程，主管医生最初没有深入探讨赘生物生成的可能原因，导致了暂时性的漏诊。

NBTE 的治疗包括基础疾病的治疗和系统性抗凝治疗。由于

NBTE多伴有恶性肿瘤，因此治疗方法有限。普通肝素可以减少血栓栓塞事件的再发，静脉注射和皮下注射均有效，低分子肝素亦有效。维生素K拮抗剂如华法林不推荐使用，其原因不明，可能血栓形成事件部分与非维生素K因子有关。抗凝必须持续使用，因为停用后易导致血栓事件再发。尽管多数病人不需要心脏瓣膜手术，在权衡利弊后，对部分有适应证的患者可以尝试[1,4]。

参考文献

1. El-Shami K, Griffiths E, Streiff M. Nonbacterial thrombotic endocarditis in cancer patients: Pathogenesis, diagnosis, and treatment. Oncologist,2007,12:518-523.

2. Giray S, Sarica FB, Arlier Z, et al. Recurrent ischemic stroke as an initial manifestation of an concealed pancreatic adenocarcinoma: Trousseau's syndrome. Chin Med J (Engl),2011,124:637-640.

3. Lee V, Gilbert JD, Byard RW. Marantic endocarditis-A not so benign entity. J Forensic Leg Med,2012,19:312-315.

4. Borowski A, Ghodsizad A, Cohnen M, etal. Recurrent embolism in the course of marantic endocarditis. Ann Thorac Surg,2005,79:2145-2147.

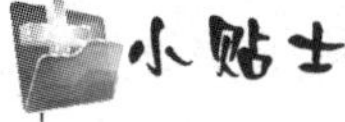

当超声发现瓣膜赘生物，要考虑存在肿瘤相关性因素可能。

卵圆孔未闭引起的脑栓塞

1 病例简介

患者，男，40 岁，因“口角歪斜、右上肢活动不利 12 h”入院。患者于 12 h 前夜间批改作业时出现右上肢活动不利，伴口角歪斜、口齿不利，无头痛，无恶心呕吐，无意识障碍，无大小便失禁，持续约 10 min 后右上肢活动自行好转，口角歪斜持续不能改善，今来我院就诊。

既往否认高血压、糖尿病病史，否认吸烟饮酒史。

体格检查：T 37.0℃，R 18 次/min，P 112 次/min，BP 157/100 mmHg。神志清，时间、地点定向力可，对答切题，言语欠流利，双侧瞳孔等大等圆，直径 4.0 mm，对光反射灵敏，眼球各向运动无受限，两侧额纹对称，右侧鼻唇沟变浅，口角左歪，伸舌右偏。颈软，四肢肌力 V 级，肌张力适中，双侧肢体腱反射对称存在，头面部及四肢深浅感觉正常存在，指鼻准稳，双侧 Babinski 征阴性。NIHSS 评分：2 分。双侧颈动脉未闻及杂音。

头颅 MRI(图 1)提示左侧额顶叶及皮层下区急性梗死灶。

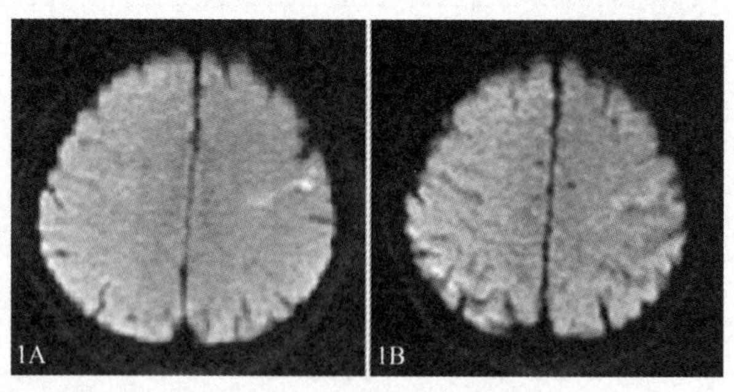

图 1　头颅 DWI 提示左额叶皮层下区急性梗死灶考虑

入院后完善相关检查，查肝肾脂糖电解质基本正常（其中低密度脂蛋白-C 2.22 mmol/L)；凝血功能、血常规、粪便常规、甲状腺功能、糖化血红蛋白、术前四项、抗链球菌溶血素 O(antistreptolysin-O，ASO)、类风湿因子(rheumatoid factor，RF)、超敏 CRP、肿瘤标志物、ESR、维生素 B_{12}、叶酸测定均未见异常。ANCA 系列、抗核抗体系列均阴性。

心电图示正常心电图。

超声心动图提示三尖瓣轻度返流。

头颅 MRA 和颈动脉 CTA 均未见明显异常。

进一步行 TCD 发泡试验(图 2，3，4)。在试验中，向肘静脉注射含气生理盐水 10 ml 后，双侧大脑中动脉未见明显微栓子信号；但是在重复试验，并进行 Valsalva 活动后，双侧大脑中动脉可见大量微栓子信号。经食道超声心动图提示卵圆孔存在 0.2 cm 潜在间隙(图 5)，并在 Valsalva 活动后出现少量分流。

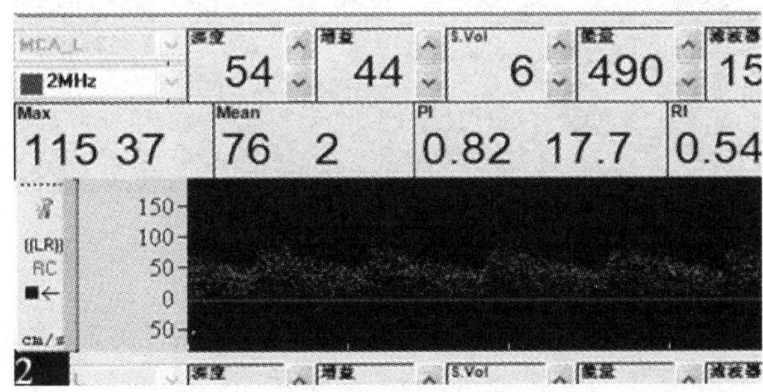

图 2　发泡试验常规检查，未见微栓子信号

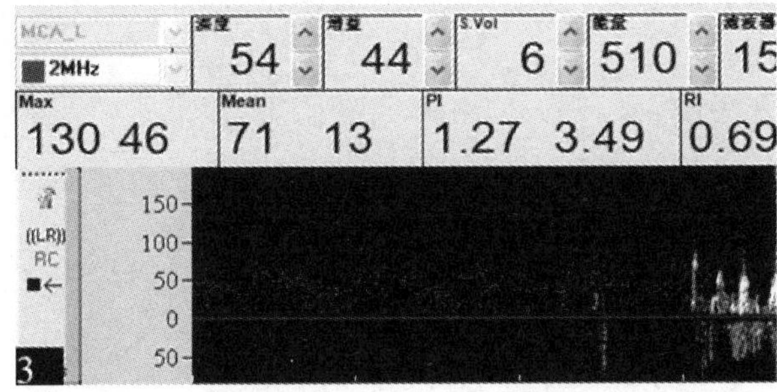

图 3　发泡试验加强检查(进行 Valsalva 活动后)，见大量微栓子信号

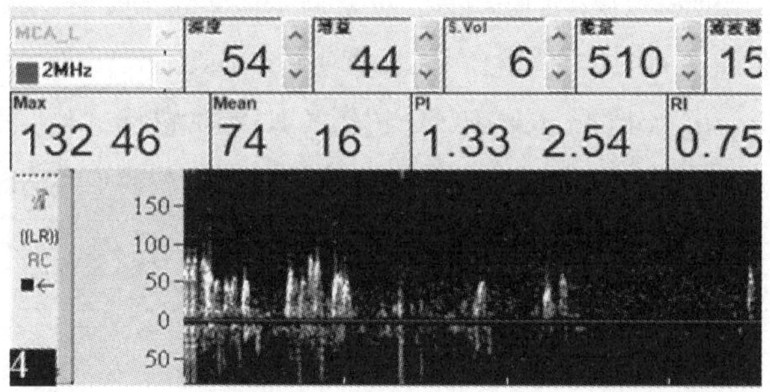

图 4　发泡试验加强检查(进行 Valsalva 活动后),见大量微栓子信号

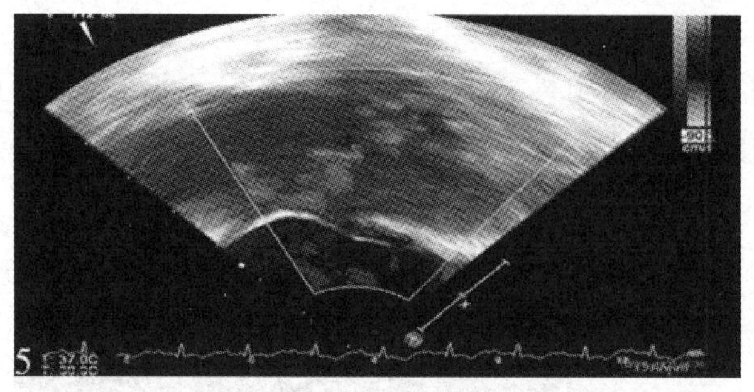

图 5　经食道心超提示 Valsalva 活动后,卵圆孔出现少量分流

在治疗上,予以拜阿司匹林抗血小板等对症治疗,患者症状好转,住院期间无症状再发,予以出院。同时告知患者,避免憋气等增加右心房压力活动;若出现卒中再发,建议手术治疗。

出院诊断:

急性脑梗死:

卵圆孔未闭;

心源性栓塞。

2　讨论

青年性卒中是指 18～45 岁青年人发生的脑血管疾病。在发达国家,青年性卒中占脑卒中发病率 5%～8%,而在发展中国家,这个比率达到 10%左右。青年性卒中除要考虑到动脉粥样硬化因素之外,更需考虑其他少见病因。本例患者无动脉粥样硬化危险因素,入院检查大血管未提示动脉粥样硬化病变，为典型的青年性卒中患者。患者入院后相关检查不支持血管畸形、感染、自身病态反应、凝血机能亢进的诊断，否认血管损伤的病史，我们考虑需重点排除少见的心源性血栓。有研究认为，小于 55 岁的隐源性卒中里，有 50%卵圆孔未闭的检出率。为此，我们进行了 TCD 发泡试验以及经食道超声心电图，最后确定了诊断。

在胚胎发育过程中，心房间隔先后发育原发隔与继发隔。在生长发育过程中，若两隔未能粘连融合，留下一小裂隙称为卵圆孔。这一裂隙样异常通道，类似一功能性瓣膜，当右房压高于左房压时（Valsalva 活动），左侧薄弱的原发隔被推开，即出现右向左分流。卵圆孔一般在出生后第 1 年内闭合，若大于 3 岁的幼儿卵圆孔仍不闭合称为卵圆孔未闭（patent foramen ovale，PFO）。成年人中约有 20%～25%存在 PFO。

在临床特点上，PFO 所致脑梗死作为一种特殊类型的心源性栓塞，并无明显特殊性。但目前认为，PFO 患者中偏头痛发生比例较高，有研究认为有先兆偏头痛患者中 38.9%～88.7%伴有 PFO[1]。引起卒中可能的原因包括：反常性栓塞、局部病变所致的涡流、血栓形成、房间隔膨出瘤以及短暂的低氧血症[2]。最新研究认为，包括 5 羟色胺在内的大量蛋白质成分的改变也可能参与了卒中的发生[3]。

目前可以通过 TTE、TCD 发泡试验、TEE 以及心脏造影等方式诊断 PFO。从准确性上以心脏造影为诊断金标准，但从临床操作性出发，目前均以 TEE 为诊断的金标准。与 TEE 相比，TTE 对 PFO 的诊断敏感性只有 50%。TCD 发泡试验诊断的敏感性为 97%，特异性为 98%，与 TEE 相比有较强的一致性（89%）[4]，而通过 valsalva 活动，进一步提高右房压，未闭的卵圆孔可以扩张达到最大，可以提高检出的阳性率。最新研究认为，TEE 在 PFO 诊断上对 34%的患者存在评估过低的结论[5]。而发泡试验敏感性高，一般认为，当微栓子特征符合“9 的原则”（微栓子数目多于 9 个，并且微栓子出现的潜伏时间少于 9 s），那么这个 PFO 可以被 TEE 确诊[6]。

在治疗上，目前认为 PFO 并非脑血管事件独立危险因素[7]，因此，2012 年 CHEST 指南上，对于非症状性 PFO 建议予以抗血小板治疗（2C）。对于合并脑梗死的患者而言，抗血小板治疗可以降低卒中风险（风险比 4.17）。抗凝治疗可以更加降低卒中再发率，但和抗血小板治疗相比，无统计学意义[8]。手术治疗是目前认为最有效降低卒中再发率的方式，2012年《新英格兰》发表的一份meta分析认为，对于合并脑死的PFO患者，手术治疗优于任何药物治疗[9]。CHEST指南对于合并脑梗死的PFO治疗认为，合并PFO的反常性栓塞，建议抗血小板治疗(1A)；抗血小板治疗基础上卒中再发，建议抗凝或手术治疗(2C)；对于合并深静脉血栓(deep vein thrombosis, DVT)的反常性栓塞，建议抗凝治疗3个月后手术治疗(2C)。

本例患者为卵圆孔未闭所致的一青年性卒中，通过TCD发泡试验确定了病因诊断。在临床工作中，对于隐源性卒中、青年性卒中、伴有偏头痛的卒中患者，应进行PFO筛查。TCD发泡试验的临床操作简单，患者痛苦性少，安全性高，对PFO诊断具有高的敏感性及特异性。即使对于TEE阴性，但临床怀疑PFO的患者，TCD发泡试验仍具有较高的诊断价值。

参考文献

1. Sharma A, Gheewala N, Silver P. Role of patent foramen ovale in migraine etiology and treatment: A review. Echocardiography,2011,28:913-917.

2. Naqvi TZ, Rafie R, Daneshvar S. Original investigations. Potential faces of patent foramen ovale (pfo pfo). Echocardiography,2010,27:897-907.

3. Lopez MF, Sarracino DA, Vogelsang M, et al. Heart-brain signaling in patent foramen ovale-related stroke: Differential plasma proteomic expression patterns revealed with a 2-pass liquid chromatography-tandem mass spectrometry discovery workflow. J Investig Med,2012,60:1122-1130.

4. Zito C, Dattilo G, Oreto G, et al. Patent foramen ovale: Comparison among diagnostic strategies in cryptogenic stroke and migraine. Echocardiography,2009,26:495-503.

5. Van H, Poommipanit P, Shalaby M, et al. Sensitivity of transcranial doppler versus intracardiac echocardiography in the detection of right-to-left shunt. JACC Cardiovasc Imaging,2010,3:343-348.

6. Lange MC, Zetola VF, deSouza AM, et al. Intracranial embolism characteristics in pfo patients: A comparison between positive and negative pfo by transesophageal echocardiography: The rule of nine. J Neurol Sci,2010,293:106-109.

7. Petty GW, Khandheria BK, Meissner I, et al. Population-based study of the

relationship between patent foramen ovale and cerebrovascular ischemic events. Mayo Clin Proc,2006,81:602-608.

8. Homma S, Sacco RL, Di Tullio MR, et al. Effect of medical treatment in stroke patients with patent foramen ovale: Patent foramen ovale in cryptogenic stroke study. Circulation,2002,105:2625-2631.

9. Furlan AJ, Reisman M, Massaro J, et al. Closure or medical therapy for cryptogenic stroke with patent foramen ovale. N Engl J Med,2012,366:991-999.

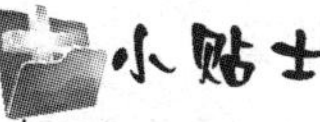

对隐源性卒中,注意 PFO 的筛查。

贫血致双侧大脑半球分水岭梗死

1 病例简介

患者,男性,56岁,因“口角歪斜伴口齿不清2天”来院就诊。2天前患者无明显诱因下出现口角向右歪斜,流涎,说话口齿含糊,进食吞咽较为困难,无四肢麻木无力,无头痛等。急诊头颅CT示左侧额叶可能梗死。两侧脑室旁、半卵圆中心缺血性改变。为进一步诊治,收入病房。病程中2次大小便失禁,有咳嗽,痰不易咳出。

3天前患者因解黑便行胃镜检查,发现十二指肠球部溃疡,经对症支持治疗后好转。既往否认高血压、2型糖尿病史,否认肝炎结核史,否认长期吸烟饮酒史。

体格检查:T 37.7℃,P 24次/min,R 97次/min,BP 124/76 mmHg,神志尚清,精神软,双侧瞳孔等大等圆,对光反射灵敏,左侧鼻唇沟变浅,口角向右歪斜,伸舌左偏,四肢肌力5级,生理反射存在,双侧病理征阴性,深浅感觉对称存在。双肺可及少量痰鸣音,心脏未及杂音。

实验室检查:血常规:WBC 7.3×10^{12} g/L,Hb 70 g/L,RBC 2.34×10^{12} g/L,MCV 96.6 fl,MCH 29.9 pg,MCHC 310 g/L,PLT 190×10^{9}/L,N 84.2%,L 10.4%。ESR 121 mm/h(0～20 mm/h),CRP 223.8 mg/L(0～8 mg/L)。生化全套、凝血功能、术前四项、甲状腺功能等未见明显异常。

肺部CT示两肺多发感染性病变伴两侧胸腔少量积液。

超声心动图检查示左室射血分数61%,左室舒张功能减退,三尖瓣轻度返流。颈动脉超声未见异常。

头颅MRI平扫+DWI示:①两侧侧脑室旁急性脑梗死,分水岭梗死考虑;②两侧侧脑室旁、半卵圆中心缺血性改变(图1)。

颈动脉CTA示两侧颈总动脉、颈内外动脉、两侧椎动脉及基底动

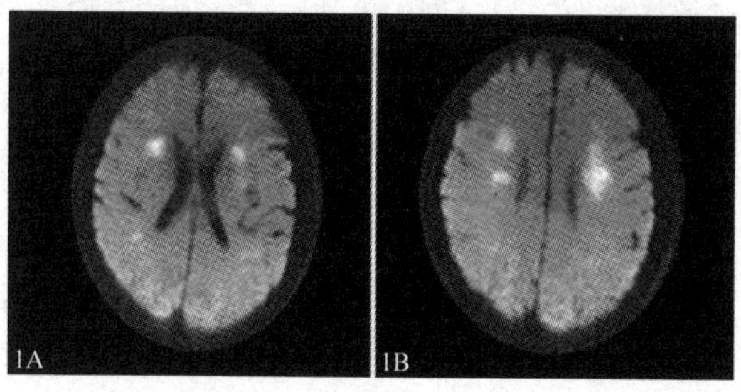

图 1　DWI 示双侧大脑半球分水岭梗死

脉显示良好，未见明显狭窄。

先后给予奥美拉唑抑制胃酸分泌、替普瑞酮加强护胃、羟乙基淀粉扩容、前列地尔、人参总皂甙改善微循环，哌拉西林-三唑巴坦抗感染治疗，神经系统和消化系统症状稳定后好转出院。

出院诊断：

①急性脑梗死：

双侧分水岭梗死；

低灌注性；

②贫血：

正常细胞性贫血；

③十二指肠球部溃疡；

④肺部感染。

2　讨论

脑分水岭梗死（cerebral watershed infarction，CWI）是指发生在两条或两条以上脑动脉末梢交接区因局部缺血损害所造成脑梗死，又称为边缘带（border zone，BZ）梗死，约占全部脑梗死的 10％左右[1]。临床上 CWI 分为皮质型、皮质下型和混合型。其中皮质下型又称为内分水岭型，由于脑动脉皮质支和深穿支之间或深穿支之间存在分水岭区，病灶位于放射冠、半卵圆中心或基底节、内囊区[2]。从影像学上本例符合双侧内分水岭梗死。

关于分水岭的机制，一般多认为与血流动力学障碍有关[3]，少数为

心源性或动脉源性栓塞。当一侧颈内动脉狭窄或闭塞时通常通过 willis 环从对侧代偿,当一侧大脑中动脉狭窄或闭塞时通过大脑前动脉或大脑后动脉皮层软脑膜动脉来代偿,但这种代偿在主要动脉供血区域得到充足的供血时,在主要动脉的交界区——脑分水岭区的脑组织存在某种程度的供血不足,很可能产生单侧的分水岭梗死。而对于一些动脉粥样硬化患者,由于血管舒张能力下降,能适应高血压但不能耐受低血压。当血压突然降低超过脑血管自动调节的下限,脑血流量明显不足,脑血流的方向与速度发生改变,易使微栓子到达血管分支末端,导致血液瘀滞,低灌注又不易使微栓子被冲刷,故其代偿机制不能满足需要,就会产生边缘带区脑梗死。

近年研究发现贫血与脑梗死关系密切,低血红蛋白水平(hemoglobin, Hgb)或 Hgb 持续性下降不仅与卒中的致残率和死亡率有关,还是脑梗死的危险因素之一[4]。贫血可引起反射性血小板增多,导致血栓形成;有效循环血容量的减少,反射性引起血管运动中枢及交感-肾上腺髓质系统兴奋,缺血和再灌注使得氧自由基和各种炎症介质大量释放,使局部炎症细胞因子表达,如细胞黏附分子、IL-1、IL-8、IL-1β、TNF-α 等,补体系统激活,炎症细胞聚集和迁移到受损部位,分泌纤维酶原失活剂,导致局部形成的微血栓不能及时被清除,内皮细胞损伤,最终导致脑梗死的形成。

研究发现,分水岭梗死特别是内分水岭梗死是贫血所致脑梗死最常见形式,在伴有颅内动脉狭窄的患者中更易发生[5]。内分水岭区多为大脑中动脉皮质支和深穿支交界区,有效循环血量减少最易引起此处缺血,甚至永久性梗死。贫血时血液携氧能力降低,输送到组织的氧减少,造成组织缺氧,影响各器官、组织的正常功能,大脑内分水岭区受影响则出现梗死。本病例均未发现脑血管病的常见危险因素,如高血压、糖尿病、高脂血症、房颤等,辅助检查也基本排除了颅内外血管狭窄的可能。结合病史,我们推测急性贫血可能是引起双侧大脑半球内分水岭梗死的原因,临床较少报道。

对此类患者的治疗,特别是一些急性大出血的病人,最主要是积极纠正贫血,补充血容量,增加脑灌注,尽可能改善脑缺血状态,防止不可逆脑损害发生。

参考文献

1. Chaves CJ, Sliver B, Schlaug G, et al. Diffusion andperfusionweighted MRI patterns in borderzone infacts. Stroke, 2000, 31:1090-1096.

2. 贾建平. 神经病学,第 6 版. 北京:人民卫生出版社,2008:178-179.

3. 罗华,谭华,李小刚. 脑梗死复发的相关因素分析. 实用全科医学,2005,3(2):102.

4. Kellert L, Martin E, Sykora M, et al. Cerebral oxygen transport failure?: decreasing hemoglobin and hematocrit levels after ischemic stroke predict poor outcome and mortality: Stroke: Relevant impact of hemoglobin, hematocrit and transfusion (STRAIGHT)—An observational study. Stroke,2011,42:2832-2837.

5. Tsai CF, Yip PK, Chen CC. Cerebral infarction in acute anemia. J Neurol, 2010,257:2044-2051.

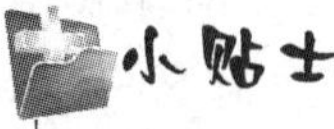

贫血是卒中发生发展的高危因素之一。

支气管动脉栓塞术致脑栓塞*

1 病例简介

患者，男，37 岁，因头晕、视物不清 1 天由外院转入我院。患者 10 天前因“反复咯血 1 天”收治当地医院。既往体质可，否认其他疾病，有 10 多年的吸烟史。患者住院期间有发热、盗汗和乏力等症状。胸部 CT 扫描（图 1A）提示左肺下叶结核灶可能。纤维支气管镜检查发现患者左肺上叶尖段的活动性出血，介入科行选择性支气管动脉造影显示出血点位于左支气管动脉（图 1B），右侧支气管动脉扩张，未发现动脉粥样硬化斑块和动脉瘤。采用明胶海绵先后两次行左支气管动脉栓塞术（bronchial artery embolization，BAE），术后患者未有咯血。术后第二天患者仍然有发作性咯血，故介入医师对左支气管动脉和内乳动脉进行了第二次 BAE，术后责任血管的出血被成功阻断（图 1C），且患者的咯血未再复发。当患者术后被转移至病房时，家属发现患者显得反应迟钝，急诊头颅 CT 未见明显异常。6 h 后，患者诉头晕、视物不清，伴有轻度头痛，试图行走时出现呕吐，头颅 CT 显示小脑有多发低密度灶，为进一步诊治，转入我院。患者发病以来神志清，精神可，胃纳可。

体格检查：神清，对答合理，眼球无震颤，双瞳孔直径 3 mm，对光反应可，视野范围缩小，四肢肌力可，腱反射对称，右手快速轮替动作笨拙，右侧指鼻欠稳准，闭目难立征阳性。

实验室检查：血、尿、粪三大常规正常，生化全套基本正常。抗核抗体谱、甲状腺功能正常。

颈动脉超声及超声心动图均未见明显异常。

头颅 MRI 示双侧小脑半球、枕叶、胼胝体压部和右侧丘脑多发急性

* 本文据“Cortical blindness and ataxia complicating bronchial artery embolization for severe hemoptysis (*Intern Med.*, 2010, 49(14))”修改

脑梗死，右侧枕叶病灶较左侧明显(图 1D)。

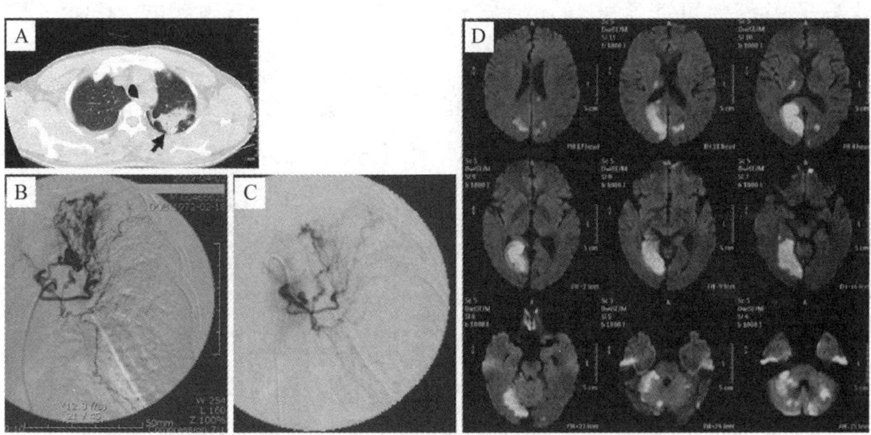

图 1　(A)胸部 CT 显示左肺上叶的结核病灶；(B)支气管动脉造影显示左侧支气管动脉迂曲、远端显示不清；(C)两次支气管动脉栓塞术后的支气管动脉造影显示左侧支气管动脉显示较前清晰良好；(D)2 天后的磁共振弥散加权成像显示后循环区域多发性脑梗死

头颅 MRA 未见明显颅内血管病变。

先后给予抗血小板药物、改善脑微循环和神经保护治疗，患者共济失调明显改善，视野缺损好转而出院。

出院诊断：

①急性脑梗死：

支气管动脉栓塞术后；

动脉到动脉栓塞；

②肺结核咯血。

6 个月后随访，患者视野情况进一步好转。

2　讨论

患者出现头晕、视物不清症状，查体发现视野缺损和共济失调体征，头颅 MRI 证实了枕叶和小脑多发梗死。并且从病灶分布特点以及多发病灶均在椎基底动脉血管支配区域，考虑脑栓塞。患者入院后未显示颅内外血管狭窄，超声心动图没有显示心房血栓、肿瘤，排除了常见心源性

栓塞可能。患者既往无高血压或高脂血症，继发动脉血栓形成或动脉硬化栓子脱落的可能性非常小。结合第二次 BAE 后出现症状，考虑症状为支气管动脉栓塞术后的并发症。

BAE 作为一线治疗严重咯血的疗效和安全性已在临床得到证明，胸痛与吞咽困难是最常见的并发症，经止痛处理或观察，数天后症状均会缓解。近支气管动脉处主动脉弓内膜下夹层临床亦可见到，临床多无明显症状，大多不用处理[1]。Adamkiewicz 动脉栓塞引起脊髓缺血导致截瘫症状，是最严重的并发症，发病率约在 1.4%～6.5%[2]。其他血管相关并发症如主动脉弓和支气管动脉管壁坏死、支气管食管瘘、肺动脉梗死、致命性缺血性结肠炎肾梗死以及脾梗死等，均少见[3]。

BAE 术后出现脑栓塞的比例很低，临床有短暂皮质盲和轻微头痛的报道。BAE 引起脑栓塞原因不明，术中的明胶海绵栓塞颗粒可能通过支气管肺动脉分流或通过侧支血管进入全身血液循环，导致多灶性梗死。但是结合已发表文献报道，尽管 BAE 脑栓塞发生率非常低，仅有报告的病例多在后循环系统，上述理论不能完全解释。在本例患者中，更可能的机制是与材料有关，因为明胶海绵比较容易溶解，溶解的颗粒回流到主动脉管腔内，进入椎-基底动脉系统进而导致皮质盲和共济失调等症状的出现[4]。然而，栓塞颗粒通过支气管动脉和椎动脉之间的侧支循环进入后循环的可能性尚不能完全排除。

吸收性明胶海绵价格低廉，易于操作且尺寸大小容易控制，目前广泛应用于 BAE 手术，然而，明胶海绵比较容易溶解，且缺乏射线穿透性，可能会导致栓塞动脉的再通和血液返流。因此，本例患者因为再次出血而接受了两次 BAE。

由于后循环梗死的严重病情和不良预后，介入放射科医师进行 BAE 时应谨慎地避免此类并发症的出现，应特别注意采取措施防止回流，包括在荧光镜连续透视监控下，缓慢而均匀地注入栓塞材料，或者选用更新型的栓塞材料。

参考文献

1. Laborda A, Tejero C, Fredes A, et al. Posterior circulation stroke after bronchial artery embolization. A rare but serious complication. Cardiovasc Intervent

Radiol，2013，36:860-863.

2. Wong ML，Szkup P，Hopley MJ. Percutaneous embolotherapy for life-threatening hemoptysis. Chest，2002,121:95-102.

3. Yoon W，Kim JK，Kim YH，et al. Bronchial and nonbronchial systemic artery embolization for life-threatening hemoptysis：a comprehensive review. Radiographics，2002，22:1395-1409.

4. Peng G，Liang H，Ruan L，et al. Cortical blindness and ataxia complicating bronchial artery embolization for severe hemoptysis. Intern Med，2010，49（14）：1445-1447.

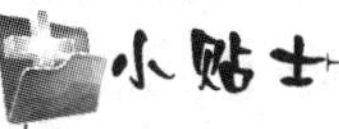

BAE 手术存在严重后循环梗死的风险。

放射治疗后相关脑动脉狭窄

1 病例简介

患者,男,60岁,因“发作性右侧肢体无力伴麻木3年,加重3月”入院。患者于3年前开始出现反复右侧肢体无力发作,伴有同侧肢体麻木及言语不能,多于活动后出现,持续数分钟可缓解。曾就诊外院,查头颅CT示左侧基底节区小软化灶,TCD示左侧颈内动脉颅外段及双侧颈外动脉血流信号未探及。先后给予抗血小板、他汀等治疗,右侧肢体无力及麻木仍时有发作。3月前感觉发作时右侧肢体无力严重程度加重,时有跌倒表现,且频率增加。为进一步治疗至我院。拟“短暂性脑缺血发作”收住入院。病来,患者饮食尚可,神志清,大小便无殊,体重无明显变化。

既往高血压病史6年,血压最高230/110 mmHg,口服非洛地平片,日常血压150/100 mmHg左右。鼻咽癌病史9年,曾多次行放射治疗(放疗)、化学药物治疗(化疗)。否认糖尿病、冠心病病史。有吸烟、饮酒习惯。

入院查体:BP 148/96 mmHg,神志清,双侧瞳孔直径3 mm,等大等圆,光反应灵敏,口齿清,面纹对称,伸舌居中,四肢肌力5级,肌张力可,腱反射对称存在,双侧巴氏征阴性,深浅感觉对称存在,Romberg征阴性,颈软。

初步诊断:

①短暂性脑缺血发作;

②左侧颈内动脉闭塞?

③高血压病3级,极高危;

④鼻咽癌(放疗后)。

实验室检查:游离甲状腺素10.06 pmol/L(10.45～24.38 pmol/

L)。生化示甘油三酯 2.07 mmol/L(0.3～1.70 mmol/L),高密度脂蛋白-C 0.52 mmol/L(0.78～1.81 mmol/L),血糖 6.25 mmol/L(3.9～6.1 mmol/L),余基本正常。血常规、尿常规、凝血功能、血红蛋白 A1c 正常。术前常规四项均阴性。

颈部血管超声:左侧颈总动脉、颈内动脉、颈外动脉内可见实体样低回声团块,未见明显血流信号,提示左侧颈动脉闭塞;右侧颈动脉内膜不均增厚,颈总动脉多发斑块形成致局部管腔狭窄(约 75%),颈内动脉管腔细小,狭窄处内径 0.1 cm,狭窄率约 80%。测流速 291 cm/s,提示右侧颈动脉硬化伴多发粥样硬化斑块形成。

超声心动图:主动脉硬化,左室舒张功能减退,二、三尖瓣轻度返流。

TCD:①右侧颈内动脉起始部狭窄,眼动脉侧支开放;②左侧颈总动脉重度狭窄或闭塞,前交通开放,同侧大脑后动脉血流速度增快,代偿首先考虑。

颅脑 MRI 平扫+DWI 示左侧基底节区、左侧半卵圆中心区软化灶(图 1)。

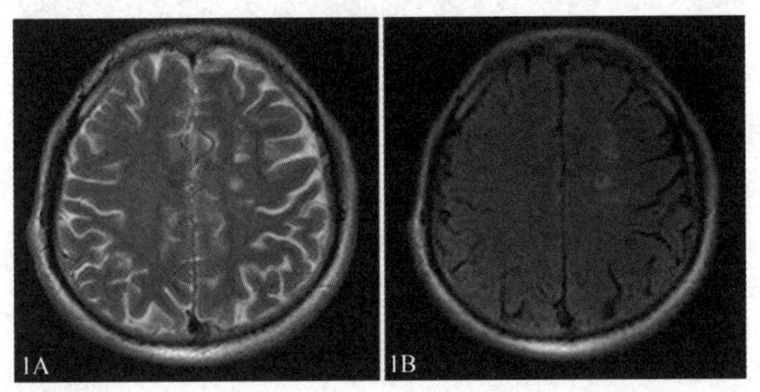

图 1　T2W(A)和 T2FLAIR(B)示左侧大脑半球半卵园区长条状高信号影,考虑皮层下分水岭梗死

颈部血管 CTA:左侧颈动脉起始部见斑块状不强化低密度影,左颈总动脉及颈内动脉未见显影,考虑左侧颈总动脉起始段闭塞(图 2A);右颈总动脉远端管壁毛糙,右颈内动脉起始段重度狭窄(图 2A);右侧椎动脉起始部局部狭窄(图 2B)。

颅脑 CT 灌注:未见明显特征性异常灌注表现。

全脑 DSA 提示左颈总动脉起始部闭塞,右颈内动脉 C1 段重度狭窄,右椎动脉 V1 段重度狭窄。

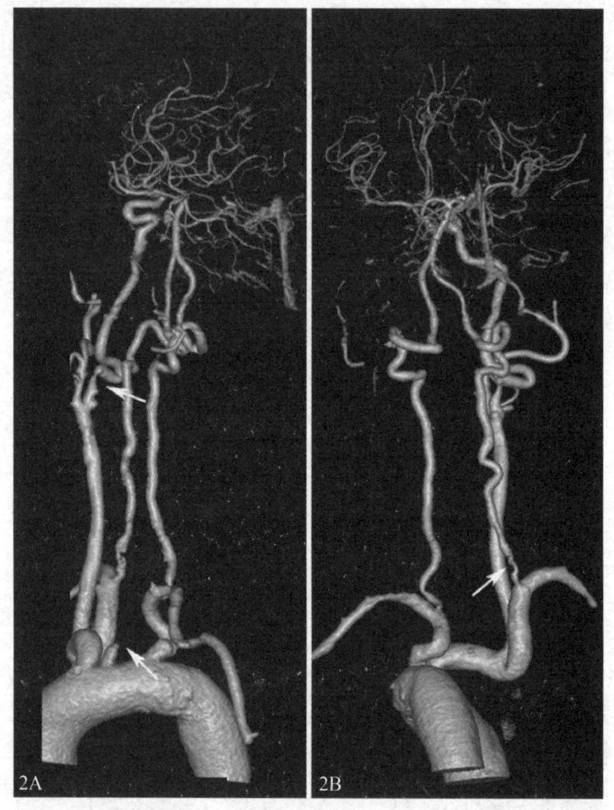

图2 CTA示右颈总动脉末端不光滑,右颈内动脉起始段不规则严重狭窄(上白箭头),左颈总动脉起始段闭塞(下白箭头)(A);左椎动脉开口处狭窄(白箭头)(B)

患者入院后予阿司匹林100 mg抗血小板、阿托伐他汀20 mg抗动脉粥样硬化治疗。排除手术禁忌证后于局麻下右椎动脉置入支架一枚。术后予阿司匹林、氯吡格雷联合抗血小板,继续他汀抗动脉粥样硬化。

出院诊断:

①脑梗死:

TIA样发作;

多发颅外血管狭窄、闭塞;

放射性血管损伤、动脉粥样硬化性可能;

低灌注性;

②鼻咽癌(放疗后);

③高血压病 3 级,极高危。

出院后随访,患者临床症状控制良好,右侧肢体无力及麻木未见发作。

2 讨论

临床研究发现,头颈部放疗与颈动脉病变发生密切相关,增加缺血性卒中事件包括脑梗死和短暂性脑缺血发作的发生风险[1]。

放疗是恶性肿瘤的治疗方式之一。对于头颈部肿瘤患者而言,放疗可以明显提高头颈部肿瘤手术的局部控制率,改善患者生存率。但放疗也会引起内分泌失调、颞叶损害等并发症,远期不良反应还包括血管损害。颈部动脉狭窄是头颈部放疗后的常见并发症之一,常见于头颈部肿瘤患者,以鼻咽癌多见,也可见于恶性淋巴瘤以及胸部肿瘤患者。

放疗后颈动脉狭窄的患病率可达 78%[2],以颈内动脉和颈总动脉最常见,其次为颈外动脉和椎动脉。其可能的病理生理机制为:放疗引起滋养血管损伤或闭塞,导致血管弹性组织和肌层损害,代之以纤维化增生;放疗后血管外膜纤维化致管腔狭窄;放疗加重动脉粥样硬化的进程[3]。

病理学方面,目前认为可以将放疗所致颈动脉损伤分为 3 类:①动脉破裂:多发生于联合治疗(放疗+根治性颈部肿瘤手术)患者;②早期动脉闭塞:发生在放疗后数月内;③晚期动脉粥样硬化斑块形成、动脉狭窄:发生在放疗后数年。临床上以第 3 种情况多见[4]。导致大动脉慢性损伤后期的主要病理学特点包括:①动脉粥样硬化,动脉管径缩小;②成纤维细胞增多,血管内膜胶原物质异常增多,导致管腔狭窄;③纤维变性。

Basavaraju 和 Easterly 发现放疗后的动脉内膜斑块与自发性动脉粥样硬化斑块在病理学上非常相似,但也具有其自身特点:①放疗所致的粥样硬化斑块中含有更多的细胞外脂质和钙化,而纤维组织较少,其中膜层和外膜层病变较普通的非放疗损伤性病变严重;②放疗诱导动脉粥样硬化斑块病灶出现于相对不典型部位,病灶范围更广,斑块更具有侵袭性(发展速度快);③放疗所致血管病变位于照射野内,大动脉和小

动脉均受损，侧支循环通常较差，照射野外的血管正常；④放疗区域内病变血管周围组织损害严重；⑤放疗后血管狭窄患者的发病年龄相对较年轻[5,6]。

放疗后颈动脉损伤造成的狭窄在放疗结束后的1～2年内就可以出现，随着放疗术后患者生存时间的延长，发生颈动脉狭窄的可能性越高[7]。Cheng等[1]的临床研究显示接受放疗5年后的患者其颈动脉狭窄的发生率显著高于5年之内的患者。另外，放疗所致颈动脉损伤也与放疗剂量、患者年龄、吸烟、心脏病史、脑血管病史、头颈部手术史、原发肿瘤的性质和部位等密切相关[8,9]。

颈动脉病变的诊断主要依据血管影像学，DSA是诊断的金标准。血管彩色多普勒超声对于放疗后颈动脉狭窄的诊断及预测脑血管事件发生风险具有重要意义。目前认为，放疗后颈总动脉内膜厚度增加可作为早期预测脑血管病的影像标志[10]。

本例患者多发颅外血管狭窄，结合病史，考虑引起症状的左侧颈总动脉闭塞为放疗所致。由于颈内动脉起始部和椎动脉起始段也是动脉粥样硬化好发部位，不排除右侧颈内动脉和左椎动脉起始段狭窄为动脉粥样硬化所致或两者兼而有之。

对于放射治疗所致的颈动脉狭窄，临床上主要包括药物、手术和介入治疗。药物治疗主要包括抗血小板聚集和对动脉粥样硬化危险因素的控制。存在以下情况时可考虑单纯药物治疗：症状性狭窄率＜50%；无症状性狭窄率＜60%；存在手术禁忌证[11]。

关于放疗后血管狭窄手术的选择，目前主要包括CAS和CEA。关于两者治疗方式的选择，目前并没有很好的指南推荐意见。对现有一些临床研究进行荟萃分析发现，对于狭窄率＞70%的有症状患者，CEA、CAS均可以显著降低患者缺血性卒中事件的发生风险[12]。两者在治疗放疗后颈动脉狭窄方面各有利弊。CEA治疗重度的症状性颈动脉狭窄疗效良好。但放疗造成颈部软组织纤维化、颈动脉壁内、中、外膜界限欠清，另外血管解剖变异、淋巴结清除术后形成的瘢痕组织造成颈动脉与邻近血管、神经粘连，都会增加手术难度，并且颈部手术存在损伤颈部神经风险。一项荟萃研究显示，CEA后患者出现神经损伤的发生率为9.2%，相比CAS，没有一例患者出现神经损伤，差异具有显著统计学意义。CAS是微创血管手术，适用于手术难度较大的放疗后颈动脉病变患者。但与CEA相比，其复发性缺血性卒中事件的发生风险以及再狭窄的发生风险均高于接受CAS治疗的患者[12]。

总之，对于接受头颈部放疗患者，要定期接受颅内外血管病变检查，有助于早期发现病变，有的放矢地处理。

参考文献

1. Cheng SW, Wu LL, Ting AC, et al. Irradiation-induced extracranial carotid stenosis in patients with head and neck malignancies. Am J Surg, 1999, 178:323-328.

2. Lam WW, Leung SF, So NM, et al. Incidence of carotid stenosis in nasopharyngeal carcinoma patients after radiotherapy. Cancer, 2001,92(9):357-363.

3. 贺涓涓，洪华. 放疗致颈动脉粥样硬化的研究进展. 中国神经免疫学和神经病学杂志，2012，19:65-68.

4. 张波，李玲，黄如训. 放疗后颈动脉狭窄的研究进展. 国际脑血管病杂志，2007，15:197-200.

5. Basavaraju SR, Easterly CE. Pathophysiological effects of radiation on atherosclerosis development and progression, and the incidence of cardiovascular complications. Med Phys, 2002, 29:2391-2403.

6. Rockman CB, Riles TS, Fisher FS, et al. The surgical management of carotid artery stenosis in patients with previous neck irradiation. Am J Surg, 1996, 172:191-195.

7. Zureik M, Ducimetière P, Touboul PJ, et al. Common carotid intima-media thickness predicts occurrence of carotid atherosclerotic plaques: Longitudinal results from the Aging Vascular Study (EVA) study. Arterioscler Thromb Vasc Biol, 2000, 20:1622-1629.

8. Cheng SW, Ting AC, Lam LK, et al. Carotid stenosis after radiotherapy for nasopharyngeal carcinoma. Arch Otolaryngol Head Neck Surg, 2000,126:517-521.

9. Steele SR, Martin MJ, Mullenix PS, et al. Focused high-risk population screening for carotid arterial stenosis after radiation therapy for head and neck cancer. Am J Surg, 2004, 187:594-598.

10. Gianicolo ME, Gianicolo EA, Tramacere F, et al. Effects of external irradiation of the neck region on intima media thickness of the common carotid artery. Cardiovasc Ultrasound, 2010, 8:8.

11. Bates ER, Babb JD, Casey DE Jr, et al. ACCF/SCAI/SVMB/SIR/ASITN

2007 Clinical Expert Consensus Document on carotid stenting. Vasc Med，2007，12:35-83.

12. Fokkema M，den Hartog AG，Bots ML，et al. Stenting versus surgery in patients with carotid stenosis after previous cervical radiation therapy：Systematic review and meta-analysis. Stroke，2012，43:793-801.

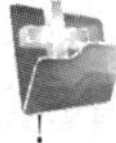
小贴士

放疗是颈动脉狭窄的危险因素，其特点与动脉粥样性不同。

结核性脑膜炎相关脑卒中

1　病例简介

患者，男，36 岁，传染科住院病人，因“左下肢无力 1 天”于 2013 年 5 月 27 日请神经内科会诊。

患者于 2012 年 10 月因慢性肾炎、肾功能不全接受同种异体肾移植术，术后服用吗替麦考酚酯、他克莫司、强的松三联抗排异治疗。2013 年 4 月出现发热，体温上升至 39℃，伴有头痛，腰椎穿刺示压力升高，细胞数 80×10^6/L，L 80%，CL^- 107 mmol/L（120～130 mmol/L），pro 1.85 g/L(0.15～0.45 g/L)，未找见新型隐球菌。考虑结核性脑膜脑炎可能，给予异烟肼(H)、利福平(R)、乙胺丁醇(E)三联防结核治疗，发热有所下降，头痛减轻。神经内科结合患者出现左侧下肢无力和头颅 CT 示右侧基底节低密度灶，考虑急性脑梗死可能，口服尼莫地平、胞磷胆碱，症状稳定。头颅 MRI 证实右侧基底节区急性脑梗死(图 1)。头颅 MRA 示脑动脉边缘毛糙不光滑，双侧大脑中动脉多发节段性狭窄(图 2)。

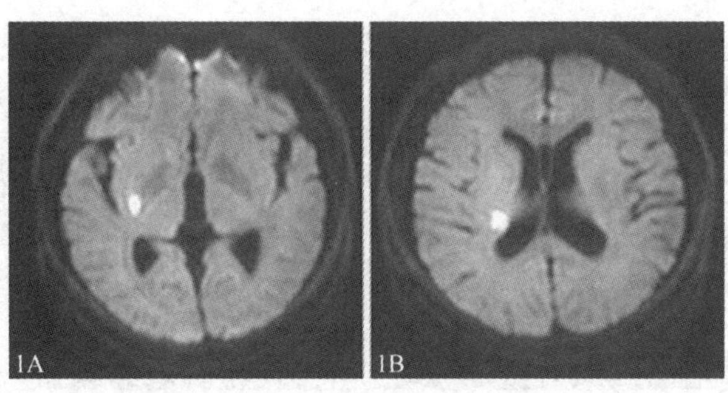

图 1　DWI 示右侧基底节区急性梗死

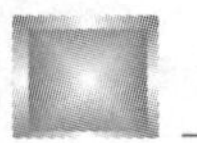

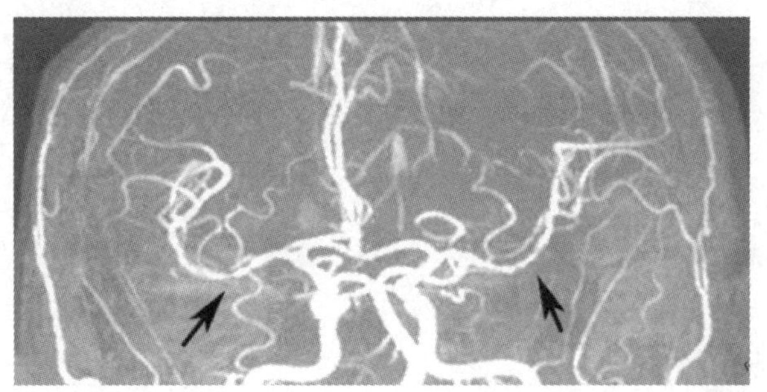

图 2　头颅 MRA 示颅内大脑中动脉多发节段性狭窄

2013 年 6 月 6 日，患者再次出现左侧肢体无力，查体：神清，双侧瞳孔等大等圆，左侧肢体肌力 4 级，左侧病理征阳性。急诊头颅 CT 示右侧基底节区新发低密度灶，考虑新发梗死。给予甲基强的松龙 40 mg 抗炎，同时停用强的松，加用羟乙基淀粉扩容、胞二磷胆碱神经保护治疗。患者症状不缓解，5 天后出现嗜睡，左上下肢肌张力增高，肌力进一步下降，头颅 CT 示右侧基底节区、左侧侧脑室旁、左侧小脑中脚低密度灶信号灶(图 3)。加用阿司匹林 200 mg 抗血小板聚集、前列地尔改善微循环，加大甲基强的松龙剂量至 80 mg 抗炎。患者意识进一步下降，6 月 17 日出现昏迷，头颅 CT 示右侧额颞顶枕区大片低密度灶，右侧侧脑室受压消失(图 4)。给予甘油果糖、白蛋白和速尿脱水，继续抗结核、抗炎治疗。一周后，患者意识状态有所恢复，先后经高压氧及床边肢康复治疗后，意识转清。患者出院时左上下肌力 3 级，腰穿复查示细胞数明显下降，门诊随诊。

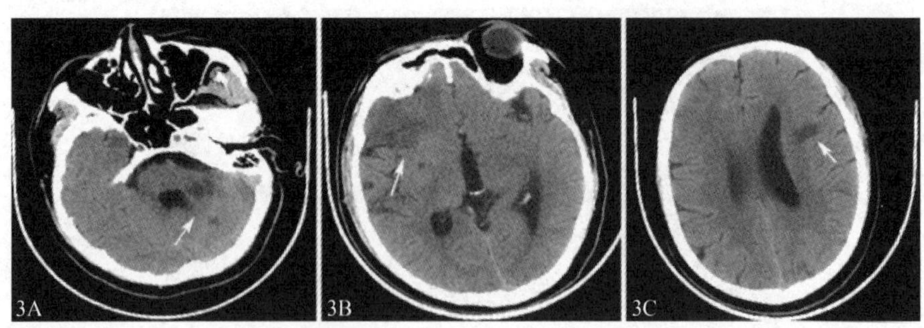

图 3　CT 示左侧小脑中脚(A)、右侧额叶(B)、左侧额叶(C)多发低密度灶

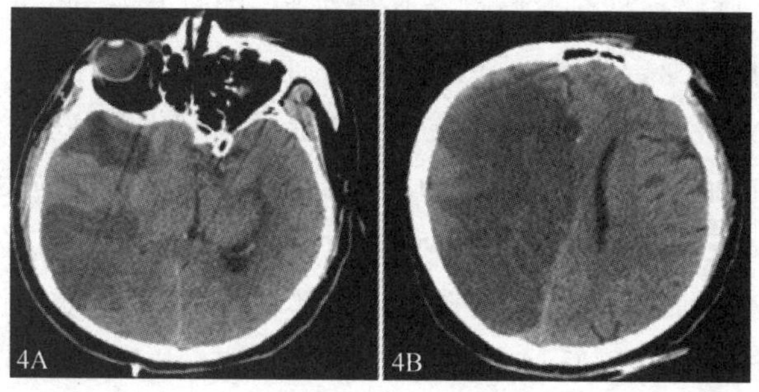

图4　CT示右侧大脑半球大面积低密度灶，右侧侧脑室受压消失，中线结构向左偏移

出院诊断：

①急性脑梗死：

多发颅内血管狭窄；

血管炎性病变；

血栓形成可能性大；

②结核性脑膜炎；

③肾移植术后。

2　讨论

结核性脑膜炎(tuberculous meningitis，TBM)是临床常见的感染性脑膜炎。TBM是卒中的危险因素之一，有报道41%的TBM患者发生脑卒中事件。TBM相关性卒中以脑梗死为主要表现，极少数表现为脑出血。梗死临床可以是无症状性的，或者出现各种神经功能缺损。动脉粥样硬化卒中常见的临床表现类型如短暂性脑缺血发作、可逆性神经功能缺损、症状波动在TBM中并不常见。

TBM引发卒中与其脑膜渗出性炎症的病理特点密切相关，脑底部蛛网膜下腔(脚间池)内有大量灰黄色或淡黄色混浊胶样渗出物，可以累及蛛网膜下腔内的脑血管。渗出物向前可累及大脑前动脉，向外侧裂蔓延则累及颈内动脉的末端和大脑中动脉及其分支。向桥前池、小脑延髓池蔓延，可影响椎基底动脉。TBM可能通过以下机制造成脑梗死：①穿行性脑底渗出物的血管被压迫，发生血管炎、血管痉挛或收缩，继发血栓形成脑梗；②脑膜炎性分泌物累及血管外膜，进而发展为坏死性血管炎，继发血栓形成和血管阻塞；③已经受损的血管被扩大的侧脑室牵拉造成梗死；④TBM也可引起抗凝物质减少（蛋白S）和促凝物质增加（因子Ⅷ），最终造成血液高凝状态，增加脑动脉甚至静脉血栓形成的风险[1,2]。

磁共振显示梗死病灶多位于所谓的“结核带区”（图5），包括尾状核的头部、丘脑的前中部、内囊的膝部和前部，而动脉粥样硬化性脑梗多位于豆状核、前囊后肢和丘脑后外侧。这可能与TBM基底节区炎性渗出、血管炎导致了Willis环的纹状体内侧动脉、丘脑结节动脉和丘脑穿通动脉闭塞有关，而动脉粥样硬化更易累及外侧部纹状体动脉。少数卒中位于皮层、脑干和小脑，甚至出现静脉窦血栓形成。

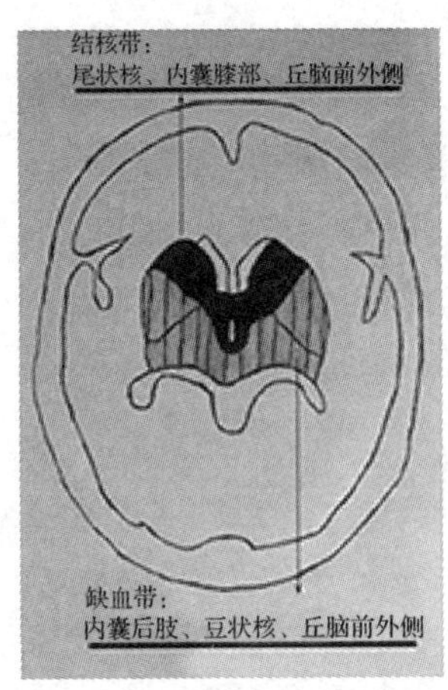

图5 “结核带”与“缺血带”示意图

血管影像学可以发现颈内动脉鞍上部分、大脑中动脉、大脑前动脉节段性狭窄和不规则串珠样表现。血管内膜下纤维组织增生，引起血管部分或全部闭塞，但瘤样扩张少见。脑积水或脑肿胀则会牵拉脑表面的柔脑膜血管。

脑梗的临床表现与TBM的病程有关，疾病早期小血管阻塞常见，病变轻，而后期多见大脑中动脉或者颈内动脉闭塞引起偏瘫或者四肢瘫[1]。

对于TBM相关性卒中的治疗，系统而规范的使用抗结核药物是治疗的基础。早期使用地塞米松有助于降低TBM的死亡率，但是对偏瘫、截瘫等神经缺损功能的改善并不明显，说明对血管炎性病变的作用较弱[4]。也有研究发现使用激素并不能减少卒中事件的发生[5]。尸检材料显示,血管炎症是主要表现,而机化的血栓并不常见。早期运用抗血小板药物如阿司匹林是否能够降低再发率或者死亡率并不肯定。在一组研究中,给予患者口服或鼻饲阿司匹林 150 mg,虽然使卒中的发生率下降 19.1%,但与对照组比较并没有统计意义,可能与卒中的机制复杂有关系[6]。

本例患者临床确诊 TBM,已进行正规的抗结核和激素抗炎治疗,仍旧发生脑梗。影像学检查提示,后循环血管亦有受累。虽然加用了抗血小板聚集治疗,但整个病情在进展,最终发展至右侧大脑半球完全梗死,提示大脑中动脉和前动脉均闭塞,表明现有的治疗均未能很好控制病情发展。

总之,相比于动脉粥样硬化性卒中或心源性卒中,TBM 相关性卒中是临床并不少见的现象,如何进行合理的预防和治疗,均缺乏大规模的研究,需要进一步探讨。

参考文献

1. Misra UK, Kalita J, Maurya PK. Stroke in tuberculous meningitis. J Neurol Sci,2011,303:22-30.

2. Nair PP, Kalita J, Kumar S, et al. MRI pattern of infarcts in basal ganglia regionin patients with tuberculous meningitis. Neuroradiology, 2009,51:221-225.

3. Chan KH, Cheung RT, Lee R, et al. Cerebral infarcts complicating tuberculous meningitis. Cerebrovasc Dis,2005,19:391-395.

4. Thwaites GE, Nguyen DB, Nguyen HD,et al. Dexamethasone for the treatment of tuberculous meningitis in adolescents and adults. N Engl J Med, 2004, 351: 1741-1751.

5. Thwaites GE, Macmullen-Price J, Tran TH, et al. Serial MRI to determine the effect of dexamethasone on the cerebral pathology of tuberculous meningitis: An observational study. Lancet Neurol,2007,6:230-236.

6. Misra UK, Kalita J, Nair PP. Role of aspirin in tuberculous meningitis. J Neurol Sci,2010,293:12-17.

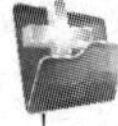

结核相关性卒中有其自身特点，诊治方案与常见卒中不同。

双侧颈内动脉夹层致双侧脑梗死

1 病例简介

患者，男，44 岁，因“颈痛 1 周，反应迟钝伴言语不清 3 天”入院。患者入院前 1 周在活动过程中出现颈部疼痛，性质刺痛，程度不剧烈，同时有颅内掏空感，当时无肢体麻木无力，无言语不利，未予以重视。入院前 3 天患者出现言语不利，表达不清晰，反应迟钝，无黑朦，无肢体麻木，感行走不利，遂到我院急诊科就诊，查头颅 MRI 提示双侧半卵圆中心急性脑梗死（图 1 和 2），为进一步诊治收入病房。

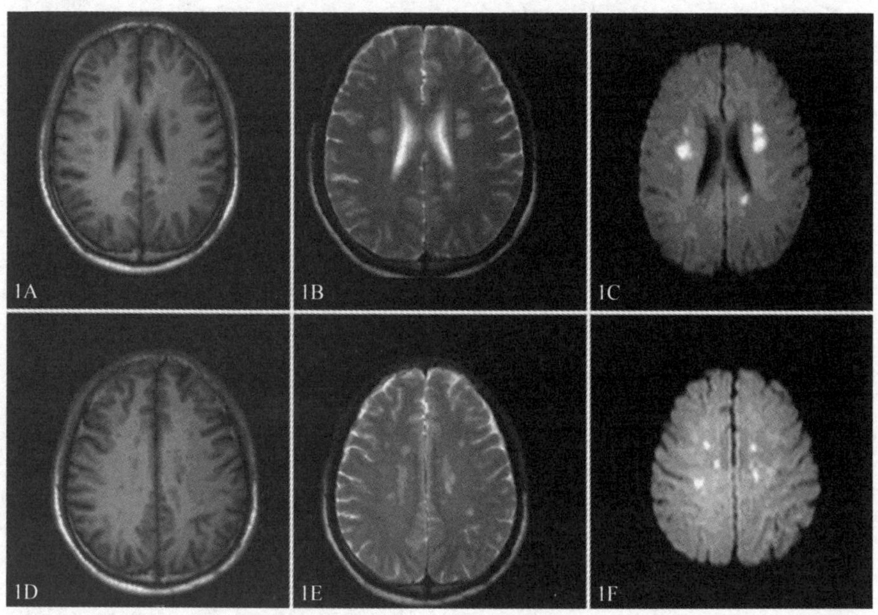

图 1 双侧大脑半球半卵圆中心多发病灶，T1WI 低信号，T2WI 高信号，DWI 为高信号，符合内分水岭交界区急性脑梗死

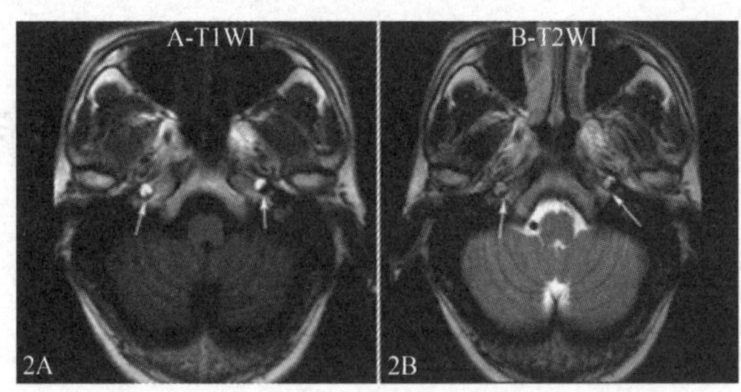

图2　双侧颈内动脉颅底部颈内动脉在T1WI和T2WI高信号改变，提示为壁间血肿（白箭头），符合颈动脉夹层的间接影像学表现

既往有矽肺病史，否认高血压史、糖尿病史、心脏病史、肾病史，否认肝炎、结核病史，否认食物药物过敏史。有饮酒习惯，每天100 ml，已饮20年。有吸烟习惯，每天20支，已吸20年。无毒物及放射性物质接触史。

体格检查：BP 120/70 mmHg，神志清，精神软，反应迟钝，颈软，双瞳孔等大等圆，对光反射灵敏，左侧眼裂略小，左侧鼻唇沟变浅，伸舌居中，右侧肢体肌力4级，左侧肢体肌力4^{-}级，四肢肌张力正常，腱反射＋＋，左侧偏身感觉减退，双下肢无浮肿，右侧巴氏征阳性，左侧巴氏征可疑。心肺腹无殊。

实验室检查：血常规、尿常规、大便常规正常；生化全套正常，其中低密度脂蛋白-C 1.61 mmol/L。

超声心动图及颈部血管超声示：①颈动脉硬化伴小斑块形成；②左室舒张功能减退，三尖瓣轻度返流。

颈动脉MRA示两侧颈内动脉局部狭窄（图3）。

DSA示双侧颈内动脉C1段呈鼠尾状表现，考虑夹层（图4）。

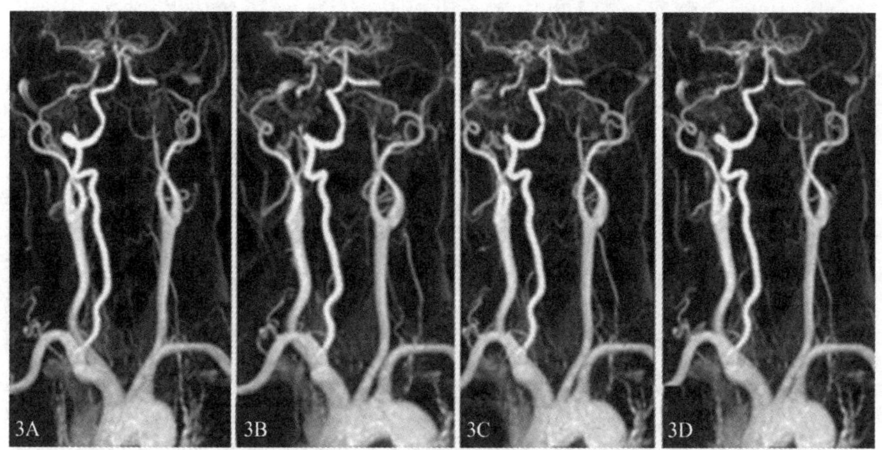

图 3　颈动脉 MRA 提示患者双侧颈内动脉的颈段重度狭窄，右侧为甚，狭窄长度较长，符合夹层的表现；右椎动脉为优势椎动脉，左椎动脉显示不佳

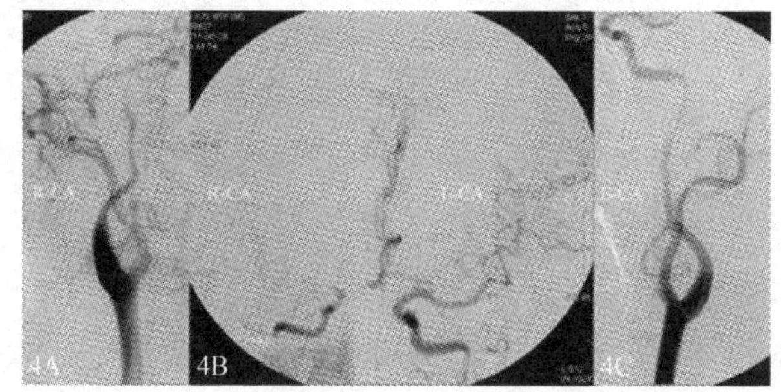

图 4　DSA 提示右侧颈内动脉(R-CA)窦部以上重度狭窄，次全闭塞，前向血流缓慢；左侧颈内动脉颈段重度狭窄，前向血流良好，前交通动脉开放。双侧颈内动脉夹层均呈“条带样”表现

先后给予低分子肝素抗凝治疗，后续过渡为华法林抗凝治疗，将国际标准化比值(international normalized ratio, INR)控制在 2～3 之间，患者症状逐渐好转后出院。

出院诊断：

①急性脑梗死：

双侧颈内动脉夹层；

血流动力学型；

②高血压病 3 级。

口服华法林 3 月后复查颈动脉 MRA 提示左侧颈内动脉恢复再通，

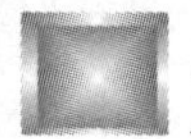

右侧颈内动脉再通，夹层动脉瘤形成(图 5A)。给予氯吡格雷 75 mg 长期口服，并控制高血压。后续的颈动脉 MRA 和颈动脉 CTA 复查均提示右侧颈内动脉夹层动脉瘤仍旧存在，左侧颈内动脉再通好(图 5B,C)。

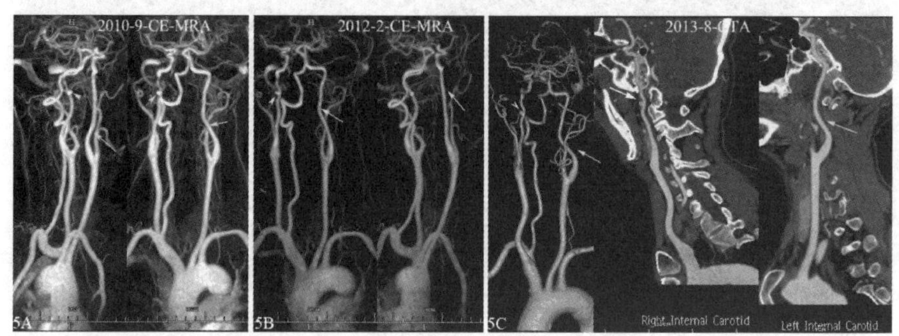

图 5　随访(3 月、20 月和 38 月)MRA 和 CTA 提示左侧颈内动脉恢复正常(白箭头)，右侧颈内动脉夹层动脉瘤形成(白箭头)

2　讨论

夹层动脉瘤(dissecting aneurysm, DA)又称动脉剥离(artery dissection, AD)，是血液进入动脉壁形成的血肿或动脉壁内自发性血肿，使血管壁间剥离，导致动脉管腔狭窄或血管破裂。1915 年，Tumbull 首次报道脑夹层动脉瘤，至今国内外已有千余例报道。研究表明，动脉夹层人群年发病率约 3/10 万，约 2%的缺血性卒中可能由其引起，50 岁以下的缺血性卒中约 10%由其所致[1-3]。

脑动脉夹层的具体致病因素及发病机制尚不明确。研究认为，脑动脉夹层与基础动脉疾病如纤维肌发育不良、动脉中层囊性变及马凡综合征等疾病有关，还与高血压病、高同型半胱氨酸血症、轻微外伤及感染性等因素有关[2]。此外，随着介入治疗等手术的开展，医源性因素所致的脑动脉夹层也日益增多。当血管壁被撕裂后，一方面夹层破裂时会造成脑出血；另一方面，当血管壁内膜被掀起造成管腔狭窄时，狭窄造成远侧血管床脑灌注缺陷而引起脑梗死，同时在狭窄的远侧及假腔内容易形成血栓，栓子脱落时造成脑梗死[4]。

脑动脉夹层好发于颈内动脉的颈段和椎动脉 V3 段和 V4 段，研究认为可能与颈椎的活动范围有关[5]。此外，研究认为，茎乳骨、舌骨的长度与颈内动脉关系密切可能，是夹层的诱发因素[6]。影像学手段是诊断颈动脉夹层（carotid artery dissection，CAD）的重要依据，脑血管造影仍是CAD诊断的金标准[1,5]。DSA时表现为动脉管腔长段狭窄导致的“线样征”、“鼠尾征”，夹层特征性改变——内膜瓣及双腔征，但其出现率仅约10%，一些夹层可表现为动脉瘤样扩张，亦有表现为血管壁不规则改变。随着影像学的发展，MRI及MRA、电子计算机断层扫描及CT血管造影等技术的快速发展，将逐步取代DSA成为临床诊断的重要手段。在常规颈部横断位T1WI和T2WI上，MRI可清楚显示血管壁的断面，夹层表现为动脉壁的新月形高信号。MRA可直接显示夹层的真假双腔和内膜瓣，诊断夹层的敏感度和特异度分别为95%和99%，而MRI敏感度和特异度分别为84%和99%。头颅CT平扫即可清楚显示动脉管径及管壁的局限性增厚，增强扫描可显示撕裂的低密度内膜瓣及真、假双腔，CTA可准确显示病变范围[7]。

本例患者在活动中起病，并快速进展，患者表现为反应迟钝，口齿含糊，双侧肢体肌力下降。头颅MRI提示患者双侧半球多发急性脑梗死。在头颅MRI颅底扫描时见颈内动脉内“新月形”假腔，呈T1WI和T2WI高信号改变，符合壁间血肿的表现（图2），后续的颈部血管MRA、DSA检查及随访的影像结果证实为双侧CAD。患者脑梗死的致病机制考虑为低灌注。遗憾的是本患者造成颈动脉夹层的原因未作深入检查。

对于颈动脉夹层的治疗，常用抗凝或抗血小板治疗，但无论是抗凝还是抗血小板治疗均缺乏随机对照试验，没有证据表明应用抗凝优于抗血小板治疗[8,9]。中国脑血管指南推荐：无抗凝禁忌的患者发生缺血性卒中或TIA，首选推荐肝素治疗，存在抗凝禁忌的患者建议给予抗血小板治疗3～6月，对于药物治疗失败的患者可以考虑血管内治疗和外科手术治疗[10]。本患者右侧颈内动脉夹层瘤经多次随访后，未见消失，可考虑行支架治疗。

参考文献

1. Esselmann M, Vennemann B, Lowens S, Ringelstein EB, Stögbauer F. Internal carotid artery dissection. Neurology, 2000, 54:442.

2. Schievink WI. Spontaneous dissection of the carotid and vertebral arteries. N Engl J Med,2001,344:898-906.

3. Lee VH, Brown RD Jr, Mandrekar JN, et al. Incidence and outcome of cervical artery dissection: A population-based study. Neurology,2006, 67:1809-1812.

4. Benninger DH, Georgiadis D, Kremer C, et al. Mechanism of ischemic infarct in spontaneous carotid dissection. Stroke,2004,35:482-485.

5. Debette S, Leys D. Cervical-artery dissections: predisposing factors,diagnosis, and outcome. Lancet Neurol, 2009, 8:668-678.

6. Raser JM, Mullen MT, Kasner SE, Cucchiara BL, Messé SR. Cervical carotid artery dissection is associated with styloid process length. Neurology,2011, 77:2061-2066.

7. 赵洪芹,刘贤.头颈部动脉夹层.中国卒中杂志,2009,4:255-258.

8. Engelter ST, Brandt T, Debette S, et al. Cervical Artery Dissection in Ischemic Stroke Patients (CADISP) Study Group. Antiplatelets versus anticoagulation in cervical artery dissection. Stroke, 2007,38:2605-2611.

9. Georgiadis D, Arnold M, von Buedingen HC, et al. Aspirin vs anticoagulation in carotid artery dissection: A study of 298 patients. Neurology, 2009,72:1810-1815.

10. 中华医学会神经病学分会脑血管病学组缺血性脑卒中二级预防指南撰写组.中国缺血性脑卒中和短暂性脑缺血发作二级预防指南 2010.中华神经科杂志,2010,43(2):154-160.

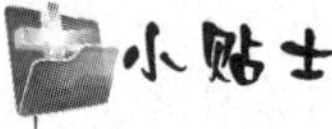

不要遗漏头颅 MRI 平扫中不典型征象。

“前”因后“果”——经原始三叉动脉导致的后循环梗死

1 病例简介

患者，男，75岁，因言语含糊伴右侧肢体无力1周，视物不清4日入院。一周前无明显诱因下患者出现言语表达含糊，能听懂他人语言，右侧肢体活动不利，站立不稳，穿衣困难，无头痛头晕，无复视，无饮水呛咳。在当地医院就医，查头颅CT示双侧侧脑室旁、基底节区片状低密度影，考虑急性脑梗，经治后症状缓解不明显。4天前，患者觉头部发沉感，视物不清，右半视野模糊，且呈阵发性，每次持续数分钟，每日发作数次。发病以来，精神、睡眠可，饮食如常，无发热，无明显体重下降。

既往否认高血压、糖尿病、心脏病史。有多年慢性支气管炎病史。长期吸烟，不饮酒。

体格检查：T 36.0℃，P 76次/min，R 18次/min，BP 130/80 mmHg（右臂），90/70 mmHg（左臂）。神清，构音不清，计算力差，定向、记忆、理解力可。右侧视野缺损，右侧鼻唇沟浅，示齿口角轻度左偏，伸舌右偏。偏瘫步态，左肢肌力5级，右上肢肌力5－级，下肢4级，肌张力正常，右侧腱反射较左侧活跃，右侧Chaddock征（＋），Babinski征（＋）。感觉检查未见明显异常。右侧锁骨上窝可闻及血管杂音。双肺可闻及哮鸣音，未及湿性啰音。心音有力，律齐，各瓣膜听诊区未闻及病理性杂音。左侧桡动脉搏动弱于右侧。

实验室检查：血常规、凝血功能正常。生化示脂蛋白567 mg/L、载脂蛋白B 1.04 g/L，余正常。CRP 4.82 mg/L，tHCY 21.31 μmol/L均升高，ESR正常。

术前四项：乙型肝炎表面抗体（HBsAb）（＋），乙肝核心抗体（HBcAb）（＋）。

颈部血管超声示双侧颈动脉粥样硬化伴斑块形成，右颈外动脉狭窄，左椎动脉逆向血流可疑锁骨下动脉盗血，右椎动脉阻力增高。

TCD示双侧颈外动脉血流明显增快、涡流杂音，提示狭窄；左侧锁骨下动脉频谱圆柱样、低平，同侧椎动脉血流反向，提示重度狭窄、盗血3期；右侧锁骨下动脉血流明显增快、涡流杂音，提示狭窄；基底动脉血流涡流杂音，未探及高速血流，提示狭窄不除外。

颈动脉CTA报告示"基底动脉远段由左侧后交通动脉供血，考虑为狭窄后代偿或发育异常"。

头颅MRI示左枕叶、内囊后肢亚急性梗死（图1A）；双侧半卵园中心、双侧脑室旁、基底节、桥脑、右小脑半球多发慢性期缺血性改变；部分空泡蝶鞍。

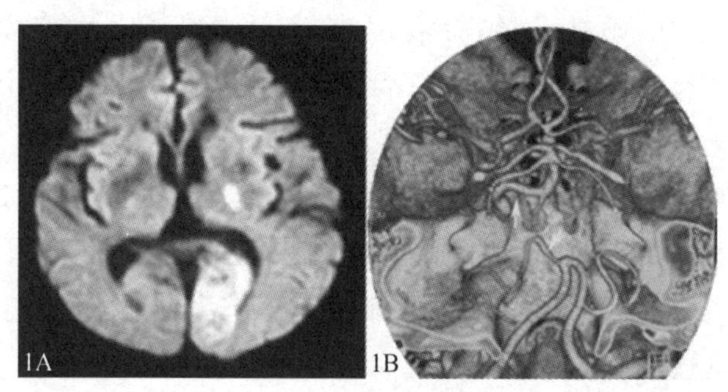

图1 DWI示左侧枕叶、左侧内囊区高信号，提示脑梗死（A）；CTA报告"基底动脉远段由左侧后交通动脉供血"（B）

入院后给予氯吡格雷抗血小板聚集、银杏叶提取物改善微循环治疗，患者症状有所改善。择期行全脑血管造影示左侧颈总动脉末端狭窄约10%，左侧颈内动脉狭窄率约50%，颈外动脉起始段狭窄60%；左侧颈内海绵窦段不光滑，可见原始三叉动脉（primitive trigeminal artery，PTA）与基底动脉（basil artery，BA）相连，供应双侧大脑后动脉（posterior cerebral artery，PCA）；右锁骨下动脉起始段严重狭窄（图2A～2C）。

住院期间两次因洗澡或步行劳累后出现发作性的右下肢无力加重，伴明显的构音不清，每次20 min左右，卧床休息后自行缓解。加用阿司匹林抗血小板治疗后，未有发作。

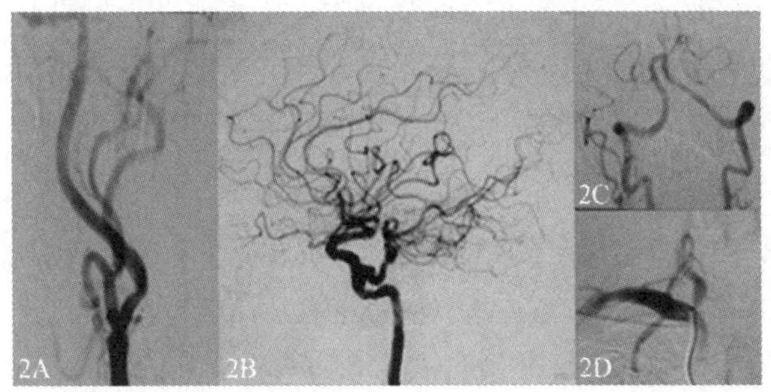

图 2　DSA 示左侧颈内动脉起始端狭窄，狭窄率约 50%(A)；左侧颈内动脉海绵窦段发出原始三叉动脉，供应基底动脉和双侧大脑后动脉(B)；双侧椎动脉汇合后未见基底动脉显示(C)；右侧椎动脉起始段严重狭窄(D)

出院诊断：

①急性脑梗死：

多发颅内外动脉狭窄；

动脉粥样硬化性；

动脉到动脉栓塞；

②高同型半胱氨酸血症。

2　讨论

患者第一次口齿不清和右侧肢体无力症状考虑与左侧内囊后肢梗死有关，考虑与脉络膜动脉受累有关。右侧偏盲责任病灶在左侧枕叶，结合双侧大脑后动脉均有显示，左侧颈内动脉起始段狭窄，推测犯罪血管为左侧颈内动脉起始段，斑块脱落后经 PTA 至后循环，造成左枕叶梗死。病程中出现右侧肢体两次刻板样 TIA 发作，考虑与左颈内动脉狭窄引起灌注不足有关或微栓子脱落有关。

PTA 最早由 Quain 在 1844 年最早描述，Suttond 1950 年造影证实 PTA 并发表在英国《放射学》杂志。PTA 是最常见的颈动脉-基底动脉交通动脉，造影发现率约 0.1%～1%。PTA 是胚胎期颈内和基底联通动脉中最大和持续时间最长的一支，随着后交通动脉的发育，PTA 逐渐退化。PTA 的存在机制目前仍不明确，可能与颅内发育血流动力学的变化需要 PTA 的存在以维持足够的脑血流有关[1]。

左右颈内动脉均可发出 PTA，多数在海绵窦段的后侧或外侧。Saltzman 根据造影表现，分为如下几种型号：①PTAⅠ型。PTA 在远离小脑前下动脉（anterior inferior cerebellar artery，AICA）而靠近小脑上动脉（superior cerebellar artery，SCA）与基底动脉联通，是供应 SCA、BA 远端、PCA 的主要血管，近端 PTA 发育不良或者后交通动脉（posterior communicating artery，PCoA）缺如；②PTAⅡ型。PTA 虽然与 BA 联通，但主要供应双侧 SCA 区域，PCA 接受同侧 PCoA 血供，远端 BA 显影差。其中Ⅰ型较多见，如本例患者，可见到 BA 近端的发育细小。进一步研究发现还存Ⅲa 型（与 SCA 直接联通）、Ⅲb 型（与 AICA 直接联通）、Ⅲc 型（与大脑后动脉（posterior inferior cerebellar artery，PICA）直接联通）[2,3]。

PTA 以两种方式进入基底动脉，一种为正中型，穿过鞍区背部，穿过靠近斜坡的硬膜；另一种为侧行型，PTA 在三叉神感觉神经根和鞍区外侧部之间穿过硬膜，进入 Meckel's 腔。Salas 等根据 PTA 与外展神经关系将其分为两型，即外侧型（岩骨型）和正中型（蝶骨型）。外侧型中 PTA 起自于颈内动脉 C4 后外侧，穿过外展神经下面，并可使之位置上移，部发变异型则是 PTA 穿过靠近三叉神经感觉神经根的硬膜；正中型中，PTA 发自于海绵窦段后正中，穿过鞍区背部的硬膜。外侧型与脑干缺血、眼外肌麻痹和三叉神经痛有关。正中型与继发于盗血的后颅窝症状有关[2,3]。临床经蝶窦手术需避免损伤潜在的 PTA，以免引起大出血。

从颈内至 BA 的平均长度是 33 mm，有桥脑穿支、三叉神经节分支、脑膜垂体干及其分支、小脑动脉。存在 PTA 的同时，常有其他血管变异的发生，包括同侧胚胎型后交通动脉、双侧胚胎型的大脑后动脉、基底动脉近 PTA 处发育不良、椎动脉近 PTA 处发育不良等。其中基底动脉近 PTA 处发育不良是常见的血管变异，可能与血流刺激较少有关。其他包括小脑上动脉双干、AICA 发育不良、双侧 PICA 缺如、PCA 处出现有孔型动眼神经等。

PTA 的存在对颅内病变的病理生理会产生影响。如果 PTA 闭塞，颈动脉的血流不能供应后循环区域，可导致后循环供血不足或者 TIA 症状。PTA 也是疾病产生的通道，颈动脉起始部的斑块脱落通过

PTA，导致后循环的病变，如脑干梗死或者枕叶、丘脑梗死等，也就是所谓的"前"因"后"果，如本例。PTA 可以压迫其周围的颅神经，其中Ⅳ、Ⅴ、Ⅵ最易受影响，产生单颅神经或多颅神经损害。文献亦有 PTA 动脉瘤、海绵窦瘘的报道[4]。

总之，PTA 是少见的脑血管变异现象，临床易误诊，本例放射科的 MRA 和 CTA 报告均将其视为后交通动脉。因此了解其解剖，对于了解疾病的病理生理和选择正确的治疗方法，确有很大帮助。

参考文献

1. Azab W，Delashaw J，Mohammed M. Persistent primitive trigeminal artery：A review. Turk Neurosurg，2012，22：399-406.

2. Meckel S，Spittau B，McAuliffe W. The persistent trigeminal artery：Development，imaging anatomy，variants，and associated vascular pathologies. Neuroradiology，2013，55：5-16.

3. Salas E，Ziyal IM，Sekhar LN，et al. persistent trigeminal artery：An anatomic study. Neurosurgery，1998，43：557-561.

4. Schlamann M，Doerfler A，Schoch B，et al. Balloon-assisted coil embolization of a posterior cerebral artery aneurysm via a persistent persistent trigeminal artery：Technical note. Neuroradiology，2006，48：931-934.

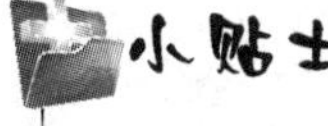

熟悉脑血管常见变异类型有助于分析病情。

穿支动脉累及致延髓背外侧综合征

1 病例简介

患者，男性，55 岁，因“头晕伴行走不稳 10 天”入院。患者 10 天前晨起后出现头晕、伴恶心呕吐、视物旋转，无耳鸣，无听力下降，无吞咽障碍，无恶心呕吐，未及时就诊，症状未缓解。当日上班后自觉症状加重，遂到当地医院就诊。查头颅 CT 未见明显异常，诊断为“美尼尔病”，治疗上给予扩血管、改善循环等治疗，症状无好转，且有加重趋势。入院前 5 天患者出现复视，偶感饮水呛咳，左侧颜面部、右侧躯干麻木，行走不稳，当地医院继续上述对症治疗后，患者恶心呕吐好转，但行走不稳，肢体麻木加重，为求进一步治疗转入我科。发病来，神志清，胃纳可。

既往有高血压史 20 余年，口服氨氯地平片 5 mg qd 控制，血压控制可；有前列腺增生史 20 余年，未治疗；无糖尿病史、心脏病史、肾病史；无肺结核史、病毒性肝炎史、其他传染病史。

体格检查：BP 105/70 mmHg，神志清，精神可，颈软，双侧瞳孔不等大，右侧瞳孔 3.5 mm，左侧瞳孔 3 mm，对光反射灵敏，左侧眼裂较右侧小，眼球各向活动正常，左侧凝视可见水平眼震，伸舌居中，四肢肌力 5 级，四肢肌张力正常，左侧颜面部及右侧躯干感觉浅感觉、触觉减退，左上肢指鼻试验较右侧差，左侧跟膝胫试验较右侧差，双侧病理征阴性。心肺腹查体无殊，双下肢无浮肿。

实验室检查：血常规、尿常规、大便常规正常；生化全套正常，其中低密度脂蛋白-C 2.17 mmol/L。血清维生素 B_{12} 测定 568.0 pg/ml(179～1162 pg/ml)，叶酸 19.7 ng/ml(2.7～34.0 mmol/L)，均正常范围。

头颅 MRI 平扫及 DWI 提示延髓左侧亚急性脑梗死(图 1)。

颈部血管 CTA 提示未见明显异常(图 2)。

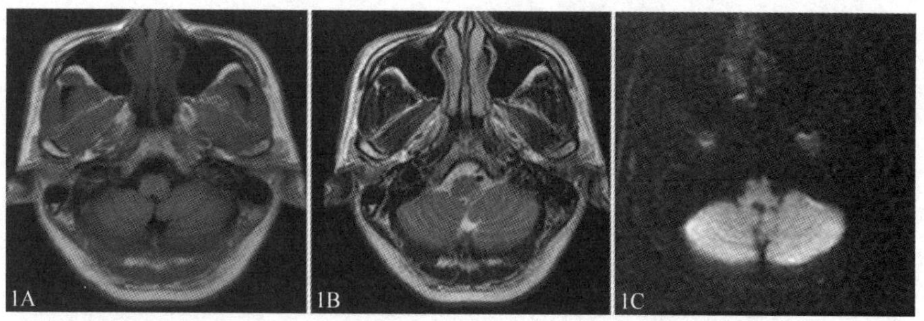

图 1 延髓左背外侧异常信号 T1WI 为低信号(A),T2WI 为高信号(B),DWI 为等信号(C),提示亚急性梗死

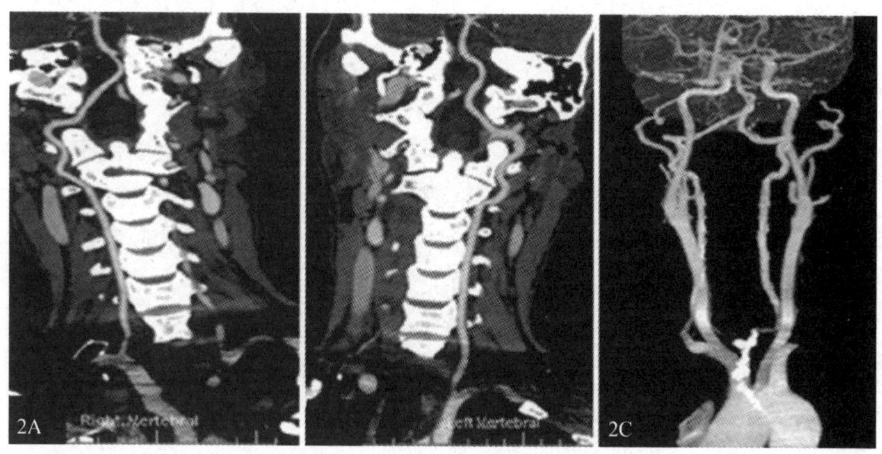

图 2 椎基底动脉 CTA 未见明显异常

入院后先后给予氯吡格雷片 75 mg qd 口服抗血小板聚集治疗,瑞舒伐他汀片 10 mg qd 口服稳定斑块、保护血管内膜治疗,氨氯地平片 5 mg qd 口服控制血压,同时辅以三七总皂苷、前列地尔针改善循环治疗。患者症状有所缓解,进一步行全脑血管造影提示左侧小脑后下动脉主干狭窄(图 3)。

出院诊断:

延髓梗死:

Wallenberg 综合征;

动脉粥样硬化性;

小脑后下动脉狭窄累及穿支动脉。

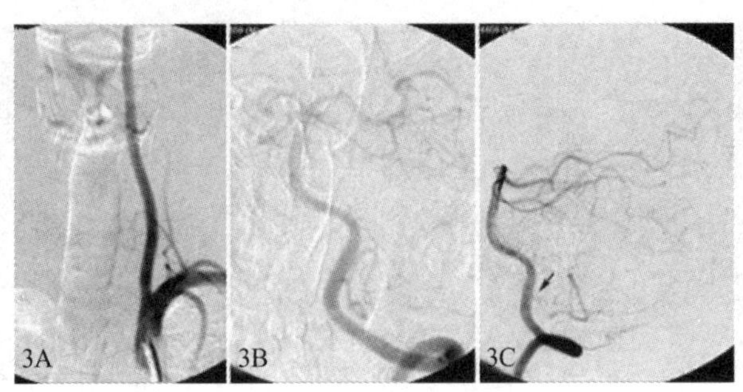

图 3 DSA 示椎动脉颅外段(A)、颅内段(B)未见明显狭窄;小脑后下动脉起始段严重狭窄(黑箭头)(C)

2 讨论

经典的延髓背外侧综合征(Wallenberg 综合征)指由小脑后下动脉供血障碍所引起的延髓梗死,临床特征为[1]:①病灶侧面部及对侧肢体痛温觉障碍;②病灶侧软腭麻痹出现构音障碍,吞咽困难;③眩晕呕吐眼球震颤;④同侧共济失调;⑤同侧 Homer 征。

延髓的供血血管包括椎动脉、小脑后下动脉、小脑前下动脉及基底动脉,其中以椎动脉和小脑后下动脉为主要供血血管,分出穿支动脉供应延髓。小脑后下动脉起于延髓前外侧椎动脉,靠近橄榄体,它走向舌咽、迷走及副神经的嘴侧或介于这些神经根之间,其主干在解剖学上分为 4 段并形成 2 个明显的袢。动脉粥样硬化是椎动脉及小脑后下动脉病变最为常见的病变原因,Hong 等[2]对 91 例后循环梗死患者进行分析,记录患者的梗死部位、两侧椎动脉管径大小、基底动脉的形态等影像学特点,结果发现两侧椎动脉在血流动力学上的差别也是椎基底动脉交界区梗死的危险因素。

本例患者为中老年男性,既往有高血压病病史 20 多年,突发起病并逐步进展,临床表现为眩晕、伴有恶心呕吐,体检示左侧霍纳氏综合征、交叉性感觉障碍及共济失调。综合上述临床特点和体征,同时结合影像学表现,患者定位于左侧延髓,定性为脑梗死。因此明确责任血管对于我们治疗方案的制定尤为重要。DSA 结果提示左侧小脑后下动脉起始部(延髓外侧段)狭窄,该病人的发病机制明确为小脑后下动脉累及穿支动脉引起的延髓梗死，病因考虑为动脉粥样硬化。我们在临床中发现小脑后下动脉狭窄、椎动脉狭窄均可造成延髓梗死。小脑后下动脉的起点也存在变异，当小脑后下动脉起自颅外段时，延髓供血主要有椎动脉延髓支供血，此时在行椎动脉狭窄介入治疗时需密切注意支架对穿支的影响，避免延髓梗死。

2011 年中国缺血性卒中分型发表[3]，其中认为脑梗死的发病机制中存在大动脉粥样硬化累及穿支动脉造成脑梗死，这种机制在大脑中动脉、基底动脉、椎动脉较为常见，而对于小脑后下动脉狭窄累及穿支报道较少，这与颅内动脉粥样硬化的累及部位有关。高山等[4]报道了北京协和医院 96 例 TIA 患者 TCD、颈动脉彩色超声和数字减影血管造影结果，发现 51%有颅内血管狭窄或闭塞，19%的患者有颅外血管病变，颅内血管病变中以大脑中动脉病变最为多见，高达 66%。Xu 等[5]利用高分辨磁共振对大脑中动脉的斑块分布进行研究，结果发现大脑中动脉的斑块多分布在豆纹动脉穿支开口的对侧。由此可见，穿支动脉病变不仅取决于动脉粥样硬化的载体动脉，而且还取决于载体动脉斑块的分布。

本例患者是小脑后下动脉粥样硬化累及穿支动脉所致脑梗死，而对于延髓梗死也存在椎动脉病变累及穿支而造成的延髓梗死。针对上述两种不同类型的责任血管在治疗方案上不同，如血压的调控，椎动脉狭窄时需谨慎降压而小脑后下动脉则不同。同时椎动脉狭窄严重时可给予介入治疗，而小脑后下动脉则无法行介入治疗。同时，此病例中我们发现无创的颈部血管 CTA 检查未发现小脑后下动脉狭窄，不排除后处理时未将椎-基底动脉交界区域详细分析所致，而 DSA 动态、多角度的检查，显然有目前其他血管影像学无法替代的优势。

综述所示，延髓的供血主要由椎动脉和小脑后下动脉的穿支动脉供血。无论是椎动脉和小脑后下动脉粥样硬化性均可以累及穿支动脉造成延髓梗死，这拓宽了我们对于延髓梗死的认识。在无创影像血管检查排除椎动脉狭窄时，可给予行 DSA 检查排除小脑后下动脉狭窄，以此制订个体化的治疗方案。

参考文献

1. Bogousslavsky J, Fox AJ, Barnett HJM, et al. Clinico-topographic correlation of small vertebrobasilar infarct using magnetic resonance imaging. Stroke, 1986, 17: 929-938.

2. Hong JM, Chung CS, Bang OY, et al. Vertebral artery dominance contributes to basilar artery curvature and peri-vertebrobasilar junctional infarcts. J Neurol Neurosurg Psychiatry,2009,80:1087-1092.

3. Gao S, Wang YJ, Xu AD, et al. Chinese ischemic stroke subclassification. Front Neurol, 2011,2:1-6.

4. 高山,黄家星,黄一宁,等. 颅内大动脉狭窄的检查方法和流行病学调查. 中国医学科学院学报,2003,25:96-100.

5. Xu WH, Li ML, Gao S, et al. Plaque distribution of stenotic middle cerebral artery and its clinical relevance. Stroke,2011,42:2957-2959.

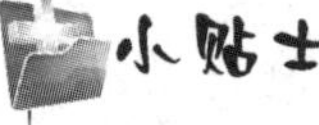

分析 Wallenberg 综合征的责任血管,有助于治疗方案选择。

不一样的腔隙性脑梗死

1 病例简介

例 1 患者，男，65 岁，因“言语不清伴左侧肢体无力 2 天”入院。患者 2 天前晨起发现言语不清，口角歪斜，左侧肢体无力及麻木，有行走不稳感，伴有头晕，无恶心、呕吐，无饮水呛咳，就诊我院，查头颅 MRI 示右侧侧脑室旁急性脑梗死（图 1A）。

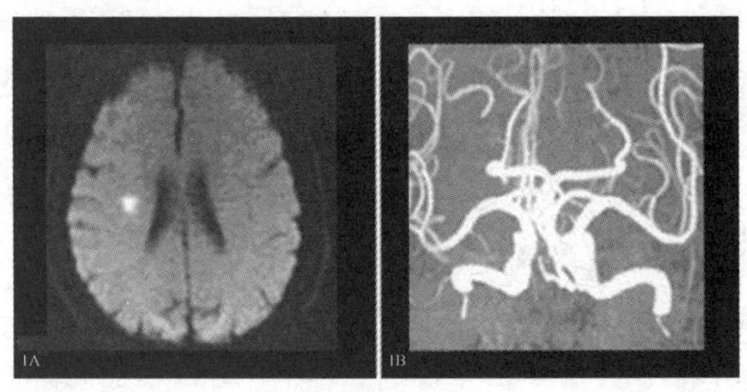

图 1 DWI 示左侧侧脑室旁急性腔梗(A)；头颅 MRA 示大血管通畅，未见明显狭窄(B)

既往无高血压、糖尿病病史。吸烟史 30 年，平均每日 20 支，无饮酒史。

体格检查：血压 120/80 mmHg，神清，言语含糊，示齿口角向右歪斜，伸舌居中，左侧上下肢肌力 IV 级，双侧肢体腱反射对称存在，双侧巴氏征阴性，双侧痛温觉对称存在。NIHSS 评分：5 分。

实验室检查：血尿便常规、凝血功能、D-二聚体无殊。生化示 LDL-C 2.39 mmol/L，余正常。

颈部血管超声示双侧颈动脉硬化伴粥样斑块形成。超声心动图示主动脉硬化，主瓣退变，左室舒张功能减退，三尖瓣轻度返流。

头颅 MRA 未见明显大血管狭窄（图 1B）。

经抗血小板聚集、降脂等治疗后，症状好转出院。

例 2 患者，女，68 岁，因“左侧肢体无力 3 天”入院。3 天前无明显诱因出现左侧无力，自觉行走不稳，症状逐渐加重，伴有头晕，无恶心、呕吐，无饮水呛咳，头颅 CT 检查示右侧放射冠急性脑梗死考虑，为进一步诊治收入病房。

既往高血压病史 5 年；2 型糖尿病病史 5 年，控制情况不详。否认长期吸烟、饮酒。

入院查体：血压 143/69 mmHg，神清，言语流利，颅神经检查阴性，左上肢肌力 I 级，左下肢肌力 0 级，双侧病理征未引出，四肢腱反射对称存在。双侧深浅感觉对称。NIHSS 评分：8 分。

实验室检查：生化示 Glu 6.59 mmol/L(3.9～6.1 mmol/L)，LDL-C 2.26 mmol/L，余基本正常。

心电图：正常心电图。颈部血管超声示双侧颈动脉多发粥样斑块形成。超声心动图示主动脉硬化，主动脉瓣退变，左室舒张功能减低。

头颅 MRI＋DWI 示右侧基底节区及侧脑室旁急性脑腔隙性梗死(图 2A～2C)。头颅 MRA 示右侧大脑中动脉 M1 段严重狭窄(图 2D)。

入院后予阿司匹林 200mg 抗血小板聚集，阿托伐他汀降脂稳定斑块，及改善循环治疗后，症状好转。

例 3 患者，男，78 岁，因“左侧肢体无力 1 天”入院。患者一天前无明显诱因下出现左侧肢体无力，症状逐渐加重，出现行走不稳、持物无力，无黑朦，无言语不清，无头晕及恶心、呕吐。

既往高血压病史 10 余年，2 型糖尿病病史 5 年，控制可。无吸烟、饮酒习惯。

查体：血压 155/95 mmHg，神清，颅神经阴性，左侧上下肢肌力 III 级，右侧上下肢肌力 V 级，双侧肢体腱反射对称存在，左侧巴氏征可疑阳性。NIHSS 评分：6 分。

实验室检查：生化示 GLU 8.9 mmol/L，LDL-C 3.80 mmol/L，余正常。糖化血红蛋白 7.8% (6.3%～9.0%)，血常规、凝血功能正常。

心电图示窦性心律，I 度房传导阻滞。

颈部血管超声示双侧颈动脉硬化。超声心动图示主动脉硬化，左室舒张功能减退，二、三尖瓣轻度返流，心动过缓。

头颅 MRI 平扫＋DWI 扫描示右侧基底节区腔隙性脑梗死(图 3A

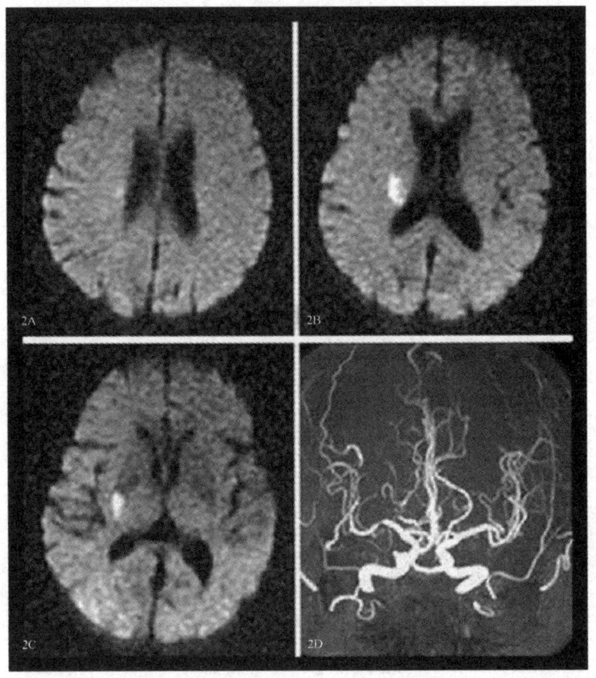

图 2　DWI 示左侧侧脑室旁多个层面急性腔梗(A～C)；头颅 MRA 示左侧大脑中动脉 M1 段严重狭窄(D)

—C)。头颅 CTA 未见明显大血管狭窄(图 3D)。

入院后予低分子肝素针抗凝，阿托伐他汀降脂、稳定斑块，改善循环治疗后，症状好转出院。

2　讨论

腔隙性脑梗死(lacunar infarction，LI)，是个影像学概念，指直径在 3～20 mm 的磁共振弥散加权成像上高信号的病灶。既往是指穿通动脉供血区域内的单个皮质下小梗死灶，通常由小血管病变导致，病理改变包括小血管纤维蛋白样降解或脂质透明变性、微栓塞以及分支血管动脉粥样硬化性疾病(branch atheromatous disease，BAD)[1]。研究表明，影像学上的 LI 并不是单纯的小血管病变，可能只是小血管受累的一种体现。LI 的机制可能涉及以下三种情况：穿支动脉近端粥样硬化、载体动脉粥样硬化斑块累及穿支动脉、穿支动脉远端玻璃样变(图 4)。因病

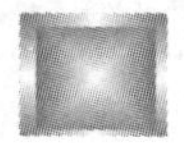

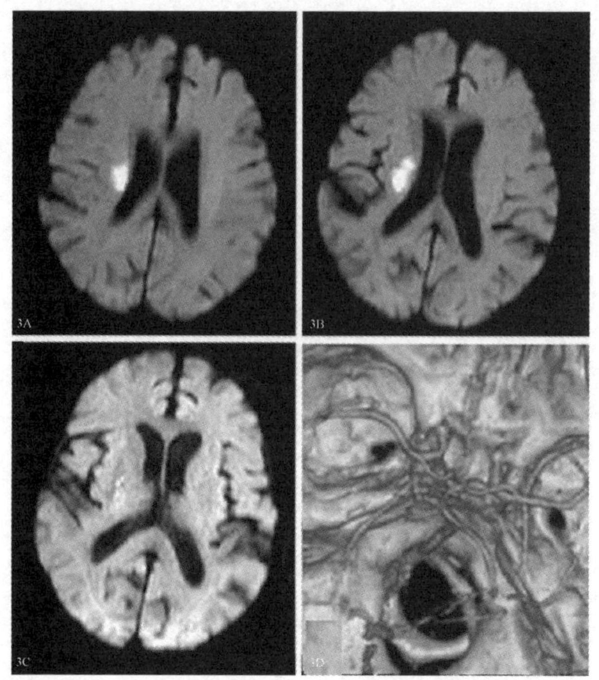

图 3　DWI 示左侧侧脑室旁多个层面急性腔梗(A～C)；头颅 CTA 示未见明显狭窄(D)

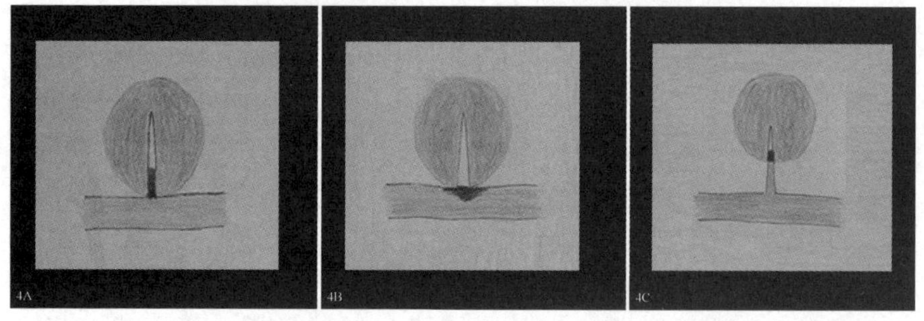

图 4　穿支动脉近端病变(A)；载体动脉病变累及穿支动脉(B)；穿支动脉远端病变(C)

因、发病机制、临床表现有相当的不一致，故有人提出为避免 LI 概念中所含的病因推测(小血管病性)，建议用“深部小梗死”、“皮质下小梗死”等无病因推测的描述性术语[2]。

准确鉴别 LI 发病机制存在一定困难。临床研究发现，不同机制所致 LI 其临床表现存在一定差异。一般认为，穿支动脉玻璃样变所致腔隙性病灶其通常表现为单一孤立的小病灶，临床症状相对稳定，合并高血压、脑白质疏松症发生率高[3]。而BAD或者载体动脉粥样硬化斑块累及穿支动脉所致的LI,临床可具有以下特点[4-7]:①病灶面积较大;②形态呈线样、串珠样或向基底部延伸;③临床症状不稳定,容易出现神经功能恶化;④常合并冠状动脉粥样硬化性心脏病(冠心病)、糖尿病。

BAD和大动脉粥样硬化斑块累及穿支所致的LI,其在影像学以及临床症状上表现可相似,单纯依据病灶形态及临床症状很难区分,需要借助血管影像学检查,比如CTA、MRA甚至DSA等。排除大动脉粥样硬化性病变后,对于病灶面积相对较大、形态呈线样或者串珠样的LI病灶,可以推测是BAD,最后的确诊需要依靠病理或者高分辨率MR。

本章3个病例其病灶直径均<2.0 cm,符合LI诊断,且根据病灶位置,责任血管均考虑为大脑动脉穿支动脉受累,而其病因不尽相同。

病例1,患者头颅MRI示右侧基底节区急性LI,病灶相对孤立,仅累及一个层面,有吸烟史,但无高血压、糖尿病病史,推测为穿支病变,且远端病变可能性大。进一步的头颅MRA检查结果排除大血管狭窄,支持穿支远端病变。与病例1不同,病例2与病例3病灶形态相似,引起病灶较大,累及多个层面,因此主要考虑穿支动脉近端或者开口堵塞可能大。血管影像学检查发现,病例2患者脑动脉MRA可见右侧大脑中动脉M1段严重狭窄,因此推测发病机制为大动脉粥样硬化斑块累及穿支动脉。而病例3的血管检查并未发现明确的血管狭窄或颅内动脉斑块形成,因此推测穿支动脉近端病变可能大。另外,病例2和3病变早期均存在病情加重过程,符合BAD或大动脉粥样硬化病变所致的LI的临床特点。

BAD或载体动脉粥样硬化累及穿支病变所致LI容易出现神经功能恶化,其可能的机制为[6]:①穿支动脉近端微小粥样硬化斑块向远端发展致使阻塞加重;②大动脉粥样硬化斑块部分阻塞穿支动脉开口,逐渐进展完全堵塞穿支动脉开口或直接延伸入穿支动脉或堵塞相邻的穿支动脉;③穿支动脉开口由于微小粥样硬化斑块造成开口部狭窄,在此基础上血压下降或者局部血流量减少,造成缺血区域由远端向近端延伸。因此临床上,当腔梗的主要病因考虑为BAD或大动脉(父动脉)狭窄时,需高度警惕病情进展可能。本病例中,根据病灶的形态推断病因及发病机制为穿支动脉近端粥样硬化可能性大。血管评估提示的左侧大脑中动脉狭窄并非本次病变的责任病灶。

LI 的治疗，包括溶栓、抗凝、抗血小板（单抗或双抗）等，然而任何最佳的治疗方式目前并不十分肯定，部分治疗方式还存在争议。最近的一项研究表明[8]，对新近发生的腔隙性脑卒中患者主张应用单抗治疗，氯吡格雷加阿司匹林的双重抗血小板治疗并没有明显降低脑卒中的复发；相反，明显增加了颅内出血与死亡的风险。中国学者的 CHANCE 研究发现应用阿司匹林和氯吡格雷联合治疗可降低中国人 TIA 和小卒中的复发风险[9]，因此对 LI 的治疗方案，还会有更多的探索。

参考文献

1. Fisher CM. Lacunes: Small, Deep Cerebral Infarcts. Neurology, 1965, 15:774-784.

2. 脑小血管病诊治专家共识组. 脑小血管病的诊治专家共识. 中华内科学杂志，2013,52:893-896.

3. Nah HW, Kang DW, Sun U, et al. Diversity of single small subcortical infarctions according to infarct location and parent artery disease: Analysis of indicators for small vessel disease and atherosclerosis. Stroke,2010,41:2822-2827.

4. Kim JT, Yoon GJ, Park MS, et al. Lesion patterns of small deep infarcts have different clinical and imaging characteristics. Eur Neurol,2010,63:343-349.

5. Kang DW, Kim JS. Application of magnetic resonance imaging. In: Kim JS, Caplan LR, Wong KSL (Eds.), Intracranial Atherosclerosis. Hoboken: Wiley-Blackwell, 2008:135-146.

6. Bang OY, Heo JH, Kim JY, et al. Middle cerebral artery stenosis is a major clinical determinant in striatocapsular small, deep infarction. Arch Neurol,2002,59:259-263.

7. Adachi T, Kobayashi S, Yamaguchi S, et al. MRI findings of small subcortical 'lacunar-like' infarction resulting from large vessel disease. J Neurol, 2000, 247:280-285.

8. SPS3 Investigators, Benavente OR, Hart RG, et al. Effects of clopidogrel added to aspirin in patients with recent lacunar stroke. N Engl J Med,2012, 367:817-825.

9. Wang Y, Wang Y, Zhao X, et al. Clopidogrel with aspirin in acute minor stroke or transient ischemic attack. N Engl J Med, 2013,369:11-19.

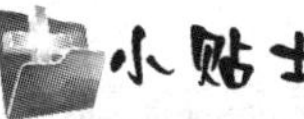

腔梗虽小,实则机制复杂。

以双侧小脑功能障碍为主要表现的中脑梗死*

1　病例简介

例 1　患者，男性，40 岁，因“口齿不清伴行走不稳 6 h”入院。患者 6 h 前上班时突感头晕，口齿不清，同时出现行走不稳，不能站立，无发热、头痛、意识不清，无恶心呕吐、饮水呛咳，无大小便失禁，被单位同事送至急诊就医。

既往患者有高血压史和 2 型糖尿病史 5 年，一直服用苯磺酸氨氯地平降压和二甲双胍控制血糖。

入院查体：T 37.3℃，P 81 次/min，R 20 次/min，BP 142/92 mmHg。神清，卧床，口齿不清，查体配合。眼睑无下垂，双瞳孔等大等圆，光反射存在，双侧眼球水平震颤。双侧额纹、鼻唇沟对称，伸舌居中。四肢肌力 5 级，肌张力正常，两手轮替运动笨拙，双侧指鼻试验、指指试验阳性，跟膝胫试验阳性。四肢腱反射＋＋，未见病理反射。深浅感觉检查正常。急查头颅 CT 未见异常，行头颅 DWI 检查提示中脑下部左侧旁正中区高信号(图 1A)。同时给予腰穿检查，测脑脊液压力、常规、生化均在正常范围。

入院诊断：

急性中脑梗死；

高血压病 3 级，极高危；

2 型糖尿病。

给予氯吡格雷、依达拉奉等抗血小板聚集、清除氧自由基等治疗，同时予胰岛素降低血糖对症支持治疗。经治 10 天后，症状缓解而出院。

例 2　患者，男性，70 岁，因“头晕 5 天，步态不稳伴右眼睑下垂 3 天”入院。患者于 5 天前无明显诱因下出现头晕，无视物旋转，无恶心、

* 本文据“以双侧小脑功能障碍为主要表现的中脑梗死二例(中国卒中杂志，2008(3))”修改

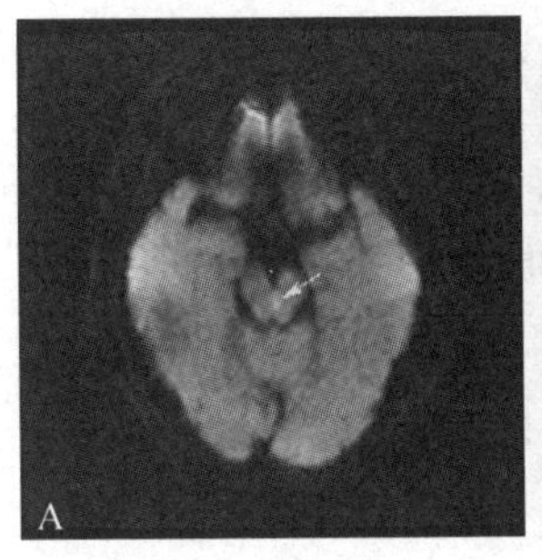
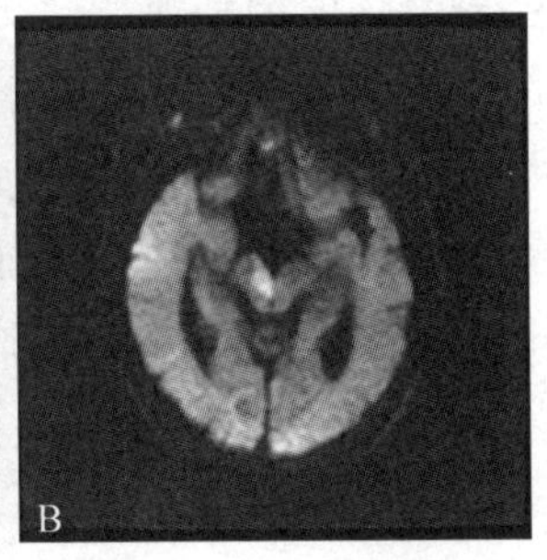
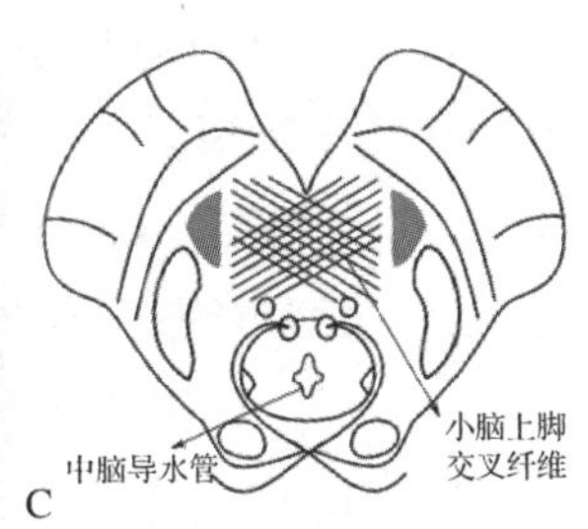

图1 (A)例1患者头颅DWI示中脑下部左侧旁正中区高信号;(B)例2患者头颅DWI示中脑下部左侧高信号;(C)中脑下部的横断面结构

呕吐,对症治疗,症状略改善。3天前突发步态不稳,摔倒在地,说话不清,随后开始出现右眼睑下垂,无意识丧失、恶心呕吐、耳鸣,颅脑CT诊断为中脑梗死。既往史不详。

入院查体:T 36.8℃,P 84次/min,R 20次/min,BP 190/119 mmHg。神志清,精神软,理解力正常,口齿含糊,查体合作。右侧眼睑下垂,右眼球呈外展位,右侧瞳孔直径5 mm,对光反射消失。左侧眼球活动正常,左侧瞳孔直径3 mm,对光反射存。伸舌左偏。四肢肌力V级,两手轮替运动笨拙,双侧指鼻试验、指指试验阳性,跟膝胫试验阳性,右侧明显,睁闭眼站立困难。深浅感觉检查正常。四肢腱反射++,病理征(—)。辅助检查:MRI检查T2WI见中脑下部左侧高信号,DWI亦为高信号(图1B)。

入院诊断:

急性中脑梗死;

高血压病3级,极高危。

给予拜阿司匹林抗血小板聚集、依达拉奉清除氧自由基、苯磺酸氨氯地平控制血压及中药活血化瘀治疗。经治15天后,头晕和行走不稳症状缓解,余症状改善不明显,要求出院,回当地医院继续治疗。

2 讨论

上述两个病例中突出的共同临床表现是双侧小脑性功能障碍,表现为步态改变,随意运动协调性障碍,言语障碍,曾被临床考虑为双侧小脑病变，最后头颅 MRI 证实为中脑单侧梗死所致。

供应中脑的动脉来自大脑后动脉、基底动脉和小脑上动脉的分支，中脑梗死多同时累及脑干、小脑、丘脑、枕颞叶等结构，单纯中脑梗死的发病率非常低。Martin 等总结了 415 例具有椎基底动脉系统缺血病灶的患者，发现中脑梗死的患者只占 39 位(9.4%)[1]。由于中脑结构复杂，中脑梗死可出现肢体瘫痪、眼肌麻痹、感觉障碍、意识障碍、认知改变等症状。既往认为中脑梗死常以眼球运动障碍，尤其是动眼神经麻痹为最重要的定位体征，主要表现为 Weber 综合征、Benedikt 综合征、Claude 综合征等[2]。近年研究发现，共济失调是中脑梗死患者最常见的临床表现。Kim 等[3]对 40 例单纯中脑梗死患者的研究发现，68%患者出现步态共济失调，50%患者出现肢体共济失调，其中 3 例患者出现双侧小脑共济失调症状。小脑功能障碍症状的产生是由于小脑本身的病灶或其传入传出联系受损引起的，包括小脑脚、红核、桥脑及脊髓。在中脑水平，共济失调的产生与中脑存在众多连接小脑的神经纤维有关[4,5]：大脑脚底中有皮质桥脑小脑束的下行纤维经过，中脑中线旁区域分布有小脑红核丘脑束的上行纤维。这些纤维及红核的部分或完全受损造成了小脑性症状。其中从小脑发出的纤维经齿状核中继后，通过小脑上脚交叉至对侧中脑的红核称为 Wernekink 交叉；双侧纤维在中脑导水管前方中脑下部旁正中区交叉，此处受损就出现双侧小脑功能失调症状，临床称为 Wernekink 连合综合征(图 1C)。

从头颅 MRI 可见本文例 1 患者梗死病灶很小，但是选择性损伤了双侧小脑红核丘脑束在中脑的交叉位置，因此临床出现典型的 Wernekink 连合综合征表现，即双侧小脑功能障碍症状而无其他神经系统症状和体征。如果没有对神经解剖的正确认识，该综合征易误诊为急性小脑炎，如例 1 类型患者。但该病多发生于小儿，半数患儿有前驱病毒感染史，腰穿脑脊液检查可发现细胞数增多，本患者不符。而例 2 患者病灶面积较大，除累及小脑上脚交叉纤维外，还有右侧动眼神经核及纤维和皮质脑干束受损，因此还伴有右侧动眼神经麻痹，左侧中枢性舌下神经麻痹。两侧小脑症状的不对称可能与小脑上脚交叉纤维损伤的程度不同有关。

参考文献

1. Martin PJ, Chang HM, Wityk R, Caplan LR. Midbrain infarction: Associations and aetiologies in the New England Medical Center Posterior Circulation Registry. J Neurol Neurosurg Psychiatry, 1998:392-395.

2. Kumral E, Bayulkem G, Akyol A, et al. Mesencephalic and associated posterior circulation infarcts. Stroke, 2002, 33:2224-2254.

3. Kim JS, Kim J. Pure midbrain infarction: Clinical, radiologic, and pathophysiologic findings. Neurology, 2005, 64:1227-1258.

4. Mossuto-Agatiello L. Caudal paramedian midbrain syndrome. Neurology, 2006, 66:1668-1671.

5. Hui L, Benyan L. Tiny midbrain infarction mimicking bilateral cerebellar infarction. Intern Med, 2007, 46:1059-1060.

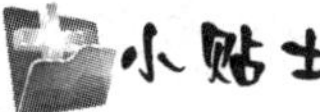

研究证实共济失调是中脑梗死最常见症状,而非动眼神经麻痹。

双侧丘脑梗死——Percheron 动脉梗死

1　病例简介

患者，女，54 岁，因“突发意识不清 12 h”入院。患者 12 h 前上厕所时摔倒，家属发现其意识不清，呼之不应，无恶心呕吐，无四肢抽搐，无大小便失禁，急送至当地医院，行头颅 MRI 检查提示“双侧丘脑急性梗死”，经处理后（具体不详）未见缓解，故转来我院。转院途中患者意识略有好转，能对答，1 h 后，患者再次出现意识不清，呼之不应。

既往高血压病史 10 余年，不规则口服降压药。否认糖尿病史、冠心病史。

体格检查：T 36.5℃，P 87 次/min，R 16 次/min，BP 151/90 mmHg，意识模糊，双侧瞳孔等大等圆，直径 2 mm，对光反射迟钝，双侧额纹、眼裂、鼻唇沟正常对称。四肢肌力检查不配合，肌张力不高，双侧腱反射正常，右侧巴氏征可疑阳性，全身深浅感觉检查不配合。心肺听诊无殊。

实验室检查：血常规、生化全套、肿瘤标记物、甲状腺功能、超敏 C 反应蛋白、血沉正常范围。风湿系列示类风湿因子 20.9 U/ml（0～20 U/ml），余指标阴性。

颈部血管超声及超声心脏图未见明显异常；24 h 动态心电图：窦性心率、偶发房早、室早。

头颅 MRI 示两侧丘脑见小斑片状异常信号，T1WI 呈低信号，T2WI 呈略高信号，DWI 呈高信号，提示两侧丘脑梗死（图 1）。

头颅 MRA：两侧椎动脉呈细线状改变，边缘毛糙不光整，部分呈波浪状改变，右侧椎动脉远端明显狭窄，两侧颈总动脉、颈内外动脉显示良好，走形正常，边缘光整，腔内信号均匀。

住院期间先后给予低分子肝素抗凝、前列地尔改善微循环、胞二磷

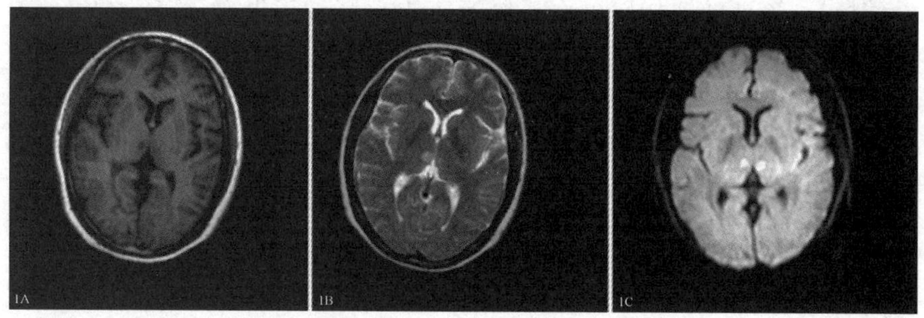

图 1　头颅 MRI 示双侧丘脑异常信号，T1WI 为低信号(A)、T2WI 为高信号(B)、DWI 为高信号(C)，提示双侧丘脑急性脑梗死

胆碱和纳洛酮神经保护等治疗，患者意识逐渐转清。为进一步评估颅内后循环血管情况，在局麻下全脑血管造影术，将导管超选左椎动脉进行造影时，患者出现头晕伴恶心呕吐，停止手术。术后患者又出现嗜睡症状，继续同前治疗，症状缓解后出院。

出院诊断：

①脑梗死(双侧丘脑)：

Percheron 动脉梗死可能；

动脉粥样硬化性；

动脉到动脉栓塞；

②高血压病 3 级(极高危)。

2　讨论

丘脑梗死为较常见的脑梗死类型，发病率约占 3.1%左右。丘脑主要由四条动脉供血，即丘脑结节动脉、丘脑膝状体动脉、丘脑旁正中动脉和脉络膜后动脉。根据不同供血动脉，将丘脑梗死分为四种亚型，分别为前侧型(丘脑结节动脉供血区)、腹外侧型(丘脑膝状体动脉供血区)、后正中侧型(丘脑旁正中动脉供血区)、后外侧型(脉络膜后动脉供血区)，而后外侧型丘脑梗死为临床最常见类型[1]。

丘脑包含有很多重要的核团并且是多种皮质束的集合部位，因此不同的供血动脉梗死，可引起复杂多样的临床综合征。丘脑结节动脉起源于后交通动脉，主要供应丘脑腹前核、部分腹外侧核、乳头丘脑束和部分

内髓板等，该动脉缺如后可由丘脑旁正中动脉替代供血，临床上该动脉梗死后主要出现一系列神经精神表现，包括记忆障碍、定向障碍、视空间障碍、语言障碍等[2]。丘脑膝状体动脉起源于大脑后动脉，主要供血范围为丘脑腹后核群，该动脉梗死后出现对侧偏瘫、对侧偏身感觉障碍等丘脑综合征表现[3]。脉络膜后动脉起源于大脑后动脉 P2 段，主要供血范围为丘脑枕、外侧膝状体，梗死后可引起对侧偏瘫、偏身感觉障碍、视野缺失(偏盲、象限盲)等，临床少见。

而本病例涉及的丘脑旁正中动脉，主要供应丘脑背内侧核、部分内髓板、内板核群、中脑脚间核、红核内侧等，该动脉梗死后可出现意识障碍、眼球活动障碍、定向障碍、学习记忆障碍、人格障碍、虚构、语言障碍、视空间障碍等[1,4]。其中双侧丘脑旁正中动脉梗死比单侧梗死更易出现意识障碍，主要是双侧丘脑髓板内核及中央正中核供血突然中断，使中脑上行网状激活系统间联系中断，引起突然嗜睡或昏迷。丘脑旁正中动脉有三种变异类型[5,6]：Ⅰ型为双侧丘脑旁正中动脉，分别起始于双侧大脑后动脉 P1 段(图 2A)；Ⅱ型为双侧丘脑旁正中动脉，起始于同一侧大脑后动脉 P1 段(图 2B)或同一侧大脑后动脉 P1 段发出的丘脑穿动脉，又称 Percheron 动脉(PeA)(图 2C，D)；Ⅲ型为起始于连接双侧大脑后动脉 P1 段的拱形动脉桥(图 2E，图 3)。本病例为单纯的双侧丘脑内侧梗死，虽然脑血管造影未成功完成，推测其双侧丘脑旁正中动脉为Ⅱ型变异，Percheron 动脉闭塞以致发病可能性大。

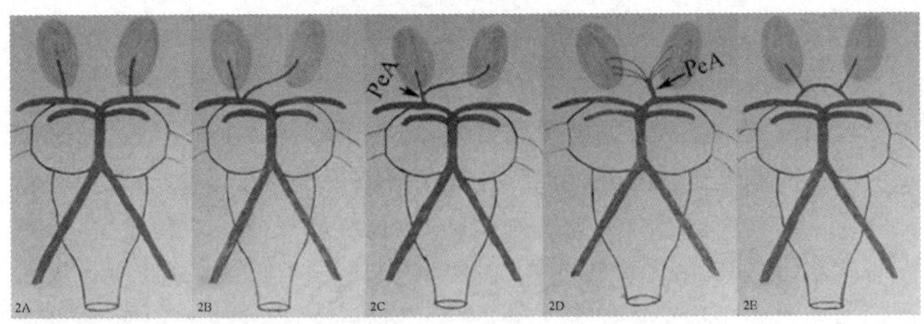

图 2　丘脑旁正中动脉变异类型：Ⅰ型(A)、Ⅱ型(B)、Ⅱ型-Percheron 动脉(黑箭头)(C，D)、Ⅲ型(E)

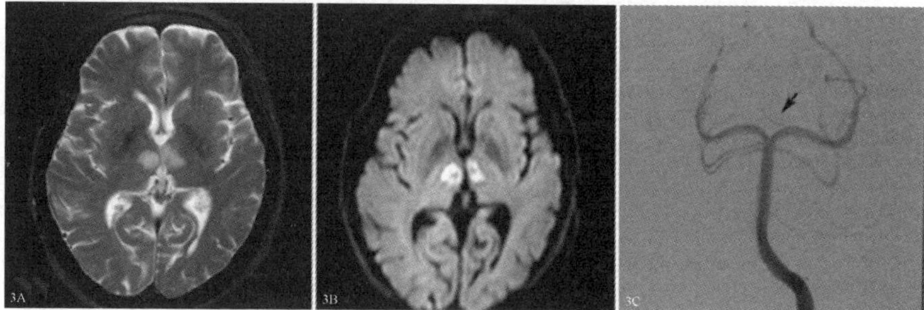

图 3　患者，女，60 岁，发作性意识丧失一天入院。T2WI、DWI 示双侧丘脑急性梗死(A，B)；DSA 示拱形动脉桥(黑箭头)(C)

临床基底动脉尖综合征亦可引起双侧丘脑同时梗死，但是该患者后循环未见明显大血管闭塞，影像学也没有大脑后动脉或者小脑上动脉区域的梗死，故不考虑。值得一提的是，Percheron 动脉闭塞可引起多种影像学表现，除了本病例单纯双侧丘脑梗死，亦有双侧丘脑合并丘脑前外侧或中脑梗死。

参考文献

1. Song YM. Topographic patterns of thalamic infarcts in association with stroke syndromes and aetiologies. J Neurol Neurosurg Psychiatry，2011，82：1083-1086.

2. Bogousslavsky J，Regli F，Uske A. Thalamic infarcts：Clinical syndromes，etiology，and prognosis. Neurology，1988，38：837-848.

3. Gutrecht JA，Zamani AA，Pandya DN. Lacunar thalamic stroke with pure cerebellar and proprioceptive deficits. J Neurol Neurosurg Psychiatry，1992，55：854-856.

4. Wada K，Kimura K，Minematsu K，et al. Incongruous homonymous hemianopic scotoma. J Neurol Sci，1999，163：179-182.

5. Teoh HL，Ahmad A，Yeo LL，et al. Bilateral thalamic infarctions due to occlusion of artery of Percheron. J Neurol Sci，2010，293：110-111.

6. Lazzaro NA，Wright B，Castillo M，et al. Artery of Percheron infarction：Imaging patterns and clinical spectrum. AJNR Am J Neuroradiol，2010，31：1283-1289.

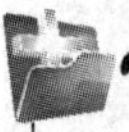

双侧丘脑梗死并不只见于基底动脉尖综合征。

以 Horner 综合征为首发表现的颈动脉夹层

1 病例简介

患者,男性,44 岁,长途车司机,因“左侧眼裂变小伴头颈部疼痛 20 天”入院。患者 20 天前感冒后发现左侧眼裂变小,同时感左侧头颈部明显胀痛,当时无头晕、无复视、无肢体麻木无力。3 天后去当地医院就医,查头颅 MRI 示左顶叶异常信号,未见延髓明显病变,给予活血化瘀等处理(具体不详)。患者因疾病诊断不明确且治疗后症状无明显改善,故来本院就诊。患病来,胃纳睡眠可,体重及睡眠无明显下降。

既往无高血压病、糖尿病、心脏病等疾病史。长期吸烟已 20 年,每天约 15 支。

查体:T 37.0℃,BP 121/61 mmHg$_{(左)}$,120/62 mmHg$_{(右)}$,神志清楚,言语流利,对答切题,定向力可,左侧瞳孔直径 1.5 mm,右侧瞳孔直径 3 mm,对光反射灵敏,眼球活动自如,左侧眼裂较右侧小,左侧面部无汗,额纹对称,伸舌居中。颈软,四肢肌力正常,双侧腱反射对称存在,双侧病理征未引出,深浅感觉检查无殊,指鼻稳准。

入院诊断:

①左侧 Horner 征原因待查;

②左侧顶叶异常信号待查　　急性脑梗死?

入院后实验室检查:血常规、尿常规、便常规正常;生化全套基本正常。抗核抗体谱、抗心磷脂抗体等均未见明显异常。

超声心动图、心电图均未见明显异常。

复查头颅 MRI 提示左侧顶叶信号较外院减弱,左侧颈内动脉颅底部管腔内见短 T1、长 T2 信号,考虑颈内动脉壁间血肿可能(图 1)。

故行颈动脉 CTA 检查,示左侧颈内动脉 C1 段颈段线状狭窄(图 2A),考虑夹层;头颅 PWI 提示双侧脑实质灌注基本对称(图 2B)。

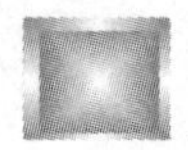

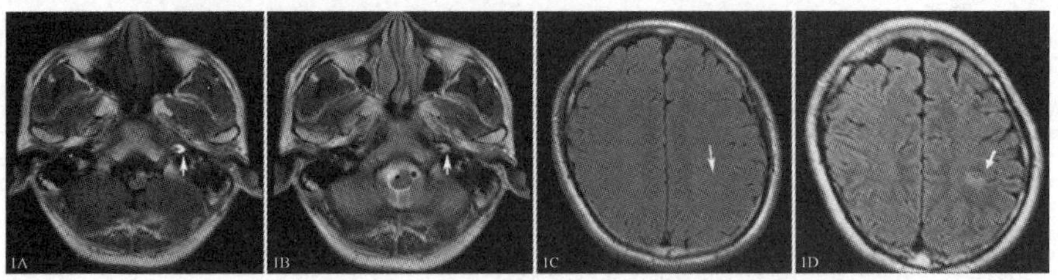

图 1　T1WI、T2WI 提示左侧颈内动脉横断面管腔内高信号(白箭头)(A,B),左顶叶病灶信号(C)较外院(D)变淡(白箭头)

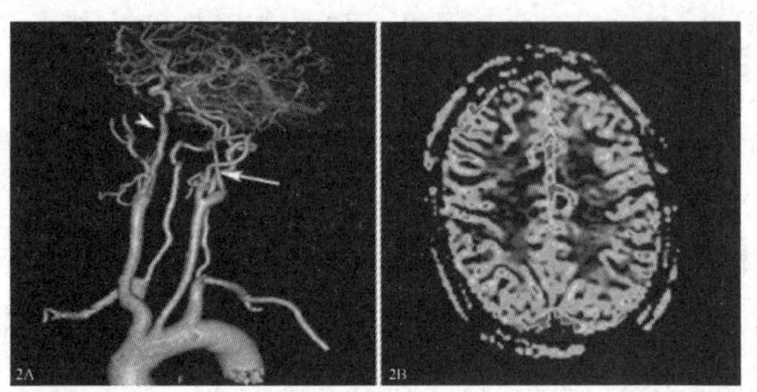

图 2　CTA 示左侧颈内动脉 C1 段颈段线状狭窄(白箭头)(A),右侧管径正常(白箭头);头颅 CT 灌注示双侧大脑半球灌注正常(B)

全脑 DSA 显示左侧颈内动脉 C1 状全程纤细,证实为颈动脉夹层(图 3A～3E)。

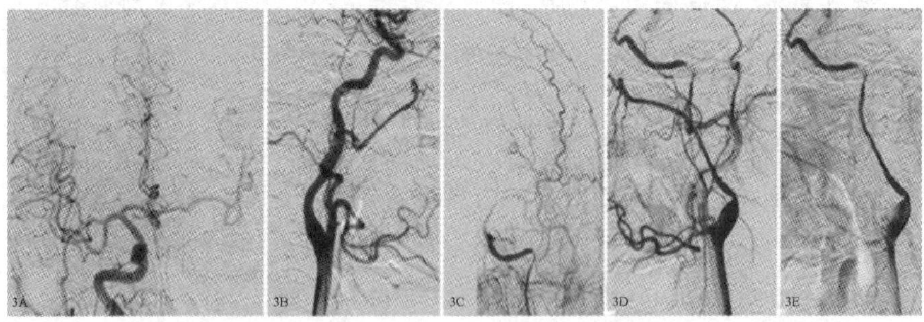

图 3　DSA 示右颈内动脉造影示颅内段未见明显异常,右侧血流通过前交通动脉、大脑前动脉供应左侧大脑中动脉区(A);右侧颈内动脉颅外段未见明显异常(B); 左颈内动脉造影提示左侧颈内动脉 C1 段颈段全程纤细呈“条带”状表现,前向血流缓慢(C～E)

给予低分子肝素钙针 0.4 ml/12 h 抗凝，瑞舒伐他汀钙片 10 mg qd 神经保护治疗，患者头痛症状渐缓解，查体示眼裂较入院时增大。将低分子肝素过渡为华法林抗凝治疗后出院，将国际标准化比值控制在 2～3 之间。出院 1 月后，再次作颈动脉 CTA 示左侧颈动脉夹层明显改善，继续抗凝，门诊随访。

出院诊断：

①自发性左颈内动脉夹层：

Horner 综合征；

②急性脑梗死。

2 讨论

Horner 综合征是由支配头面部的交感神经传出通路中任一部分中断所造成的一系列临床表现，典型症状包括同侧眼裂缩小、瞳孔缩小，同侧局部少汗，眼球内陷，皮温增高、结膜充血等症状。

头颈部交感神经传导分为三级神经元，位于下丘脑的中枢神经元发出交感神经纤维，经脑干、脊髓下行至位于 C8－T3 脊髓灰质侧角的节前神经元(睫状体脊髓中枢)，此后发出的节前纤维随相应脊神经前根出椎间孔后，经白交通支进入椎旁的星状神经节。穿过星状神经节后节前纤维在颈交感干内上行至颈上神经节换元，由节后纤维沿颈动静脉表面走行，进入头面部和颈部的靶器官如瞳孔散大肌、提上睑肌、头颈部汗腺及血管平滑肌等。整个传导通路每一环节发生病变，均可发生不同程度的 Horner 表现，常规也将病因分为中枢型(如脑干、颈髓病变)、节前型(颈髓、臂丛、颈前区损伤等)、节后型(颈上神经节疾患、颈内动脉疾患、海绵窦疾患)等[1]。

孤立性的或者以 Horner 综合征为主要表现疾病，临床可见于海绵窦区的脑膜瘤、肺尖肿瘤综合征、乳腺癌胸膜转移等[2-4]。影像学检查有助于发现 Horner 综合征病因，根据患者病史、临床表现，因此有针对性地选择颅脑、颈部、胸部检查非常重要。临床中寻找儿童孤立性 Horner 综合征的病因是个难点，原因是部分儿童是先天性的 Horner 症状，另一个原因是存在潜在肿瘤如神经母细胞瘤可能，甚至影像学并未

在颈部发现占位。文献报道一例患儿 Horner 综合征发现肾上腺的神经母细胞瘤,可能与交感神经系统广泛性发育不全有关。因此对患儿尤其是 5 岁以下的出现症状的患儿,完善胸腹部影像学检查或者查尿儿茶酚胺水平很重要[5]。

研究表明孤立性 Horner 综合征是颈动脉夹层最常见的局部体征,可发生于 10%~13%的患者。由于交感纤维沿颈内动脉走行,夹层压近交感纤维引起同侧 Horner 综合征,该综合征常为不完全性的,主要表现为眼睑下垂和瞳孔缩小,没有同侧面部出汗减少,因为支配出汗功能的交感纤维走行于颈外动脉。局部的疼痛是 CAD 的常见症状,可以涉及夹层同侧的头、颈、面部,可发生于 80%患者,研究报道 CAD 引起的疼痛较椎动脉夹层(vetebral artery dissection,VAD)更为多见。60%的 CVD 引起疼痛多见于前额,而 VAD 在后部[6,7]。

CAD 临床表现包括一侧头、面及颈部的疼痛、部分 Horner 综合征、搏动性耳鸣、后组颅神经麻痹及数小时或数天后脑或视网膜缺血。CAD 的缺血表现可以是低灌注引起的分水岭梗死,或者是血栓形成后的栓塞事件,或者两者合而有之。本病例颅内病灶位于皮层,推测是脑栓塞的可能性大。MRA、CTA 或者 DSA 可有效发现异常的颈内动脉呈"线样征"、"鼠尾征"、"火焰征"等。但是注意横断位 MRI 的不典型表现,如血管横断位呈 T1WI 和 T2WI 高信号改变,均提示在壁间血肿可能,类似影像同样可出现于椎动脉夹层(图 4)

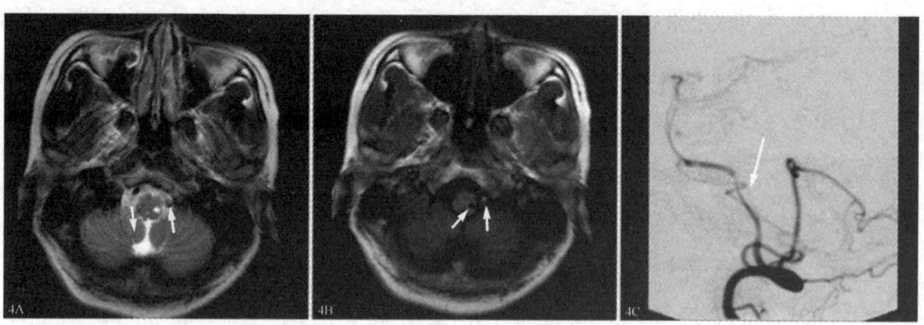

图 4 一延髓梗死患者,延髓左侧可见长 T1、长 T2 信号(左侧白箭头),左侧椎动脉横断面管腔内 T1WI、T2WI 高信号(右侧白箭头)(A,B);DSA 示左椎 V 段线状狭窄(白箭头)(C)

本例患者初始在外院查头颅 MRI 未发现明显延髓病灶,反而在左顶叶发现急性脑梗死病灶，两个相距甚远的病灶和体征使诊断陷入困境。如果我们了解了 Horner 综合征的解剖特征、病理生理机制，关注头颅 MR 片的不典型结构改变，容易诊断 CAD，就明确两个看似相远的病变其实存在共同机制。

参考文献

1. 黄轶刚，张世民. HORNER 综合征. 中国临床解剖学杂志，2008，26：696-699.

2. Nambiar S, Blain F, Agrawal P, et al. Isolated postganglionic Horner syndrome: Some lessons learned. Can J Ophthalmol, 2012，47：e26-e27.

3. Kovacic S, Lovrencic-Huzjan A, et al. Horner's syndrome as an initial sign of metastatic breast cancer: Case report. Cancer Detect Prev，2007，31：450-452.

4. Deng PB, Luo YY, Hu CP, et al. Misdiagnosis of pancoast cancer: Analysis of 26 cases. Zhonghua Jie He He Hu Xi Za Zhi, 2011，34：663-665.

5. Al-Moosa A, Eggenberger E. Neuroimaging yield in isolated Horner syndrome. Curr Opin Ophthalmol，2011，22：468-471.

6. Creavin ST, Rice CM, Pollentine A，et al. Carotid artery dissection presenting with isolated headache and Horner syndrome after minor head injury. Am J Emerg Med, 2012，30：2103. e5-e7.

7. Biousse VD, Anglejan-Chatillon J, Massion H, et al. Head pain in nontraumatic carotid artery dissection: A series of 65 patients. Cephalagia, 1994, 14：33-36.

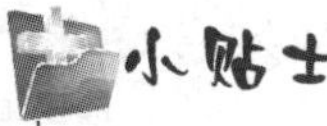

临床出现 Horner 综合征应考虑到颈动脉夹层的可能。

多巴胺治疗内囊预警综合征

1 病例简介

患者,男,37岁,因"反复发作右侧肢体无力6 h"入院。患者入院前6 h活动中突发右侧肢体无力,跌倒在地,无言语含糊及意识丧失,无头晕、头痛及恶心、呕吐,症状持续约30 min恢复正常。至当地医院行头颅CT检查未见明显异常,未予特殊处理。3 h后再发右侧肢体无力两次,症状表现同前,持续5~6 min好转。急诊至我院,以"短暂性脑缺血发作"收入院。

既往高血压病史半年,血压最高150/90 mmHg,口服硝苯地平控释片(30 mg/qd),血压控制不详。否认糖尿病、冠心病、肾病病史。无吸烟、饮酒习惯。

入院后患者再次出现右侧肢体无力发作,发作时查体:T 37.2℃,P 20次/min,R 80次/min,BP 130/84 mmHg,神清,言语清楚,双侧额纹对称,右鼻唇沟浅,伸舌偏右,右侧上下肢体肌力Ⅰ级,左侧肢体肌力正常,双侧肢体腱反射对称存在,右侧巴氏征阳性。深浅感觉对称存在。心肺腹查体无殊。间歇期神经系统查体阴性。

实验室检查:

血常规:白细胞计数11.5×10^9/L,中性粒细胞比例82.4%,淋巴细胞比例14.3%,红细胞计数5.98×10^{12}/L,血红蛋白177 g/L。生化示甘油三酯2.57 mmol/L(0.3~1.7 mmol/L),电解质、肝肾功能、空腹血糖均正常范围。

凝血功能、D-二聚体、甲状腺功能、肿瘤标记物、抗核抗体系列均未见明显异常。

头颅MRI+DWI检查示左侧基底节区急性脑梗死(图1)。全脑DSA示左侧大脑中动脉M1段中重度狭窄,约70%(图2)。

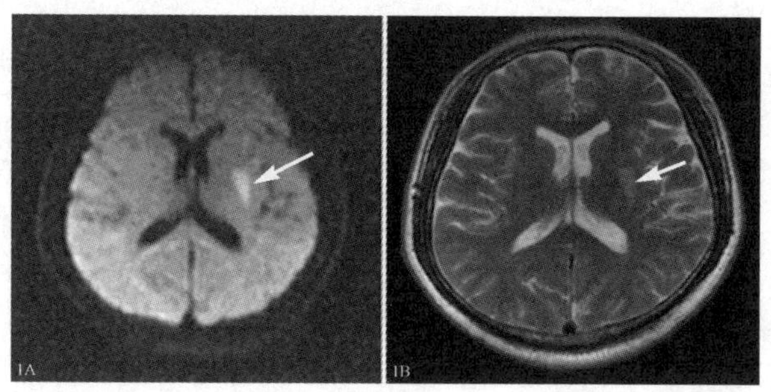

图1　头颅 MRI 检查示左侧基底节区病灶，DWI 高信号(A)、T2 高信号(B)(白箭头)

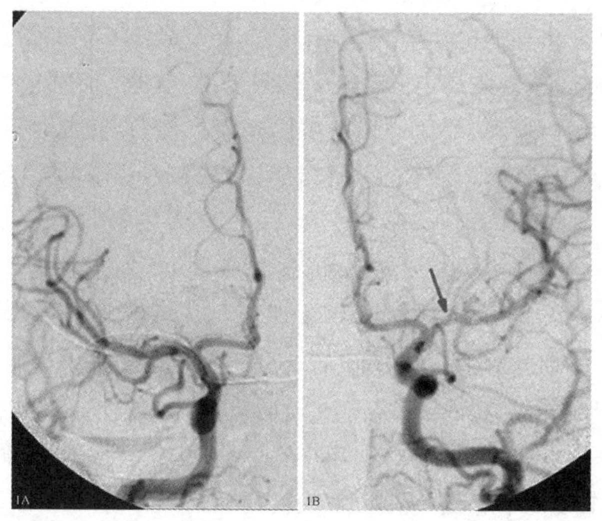

图2　全脑 DSA 示右侧颈内动脉系统各血管正常(A)、左侧大脑中动脉 M1 段中重度狭窄(B)(黑箭头)

患者家属不接受行大脑中动脉支架植入治疗，先后给予低分子肝素抗凝、强化他汀、羟乙基淀粉扩容等治疗，患者病情仍有频繁发作。加用多巴胺(5 μg/kg·min)升压治疗，收缩压上升至 150 mmHg，临床症状好转，发作次数渐减少，多巴胺治疗 1 天后给予撤药，临床症状稳定，未再出现肢体无力发作。8 天后症状稳定出院。随访一年，患者症状未有发作，复查头颅 CTA 提示左侧大脑中动脉仍存在狭窄。

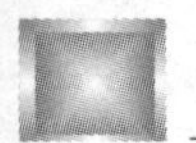

出院诊断：

①急性脑梗死：

内囊预警综合征；

左侧大脑中动脉狭窄；

低灌注型；

②高血压病1级，极高危。

2 讨论

内囊预警综合征(capsular warning syndrome,CWS)指反复刻板发作的感觉和/或运动障碍(一般累及单侧上肢、下肢、面部中的两个或以上部位)，无视觉障碍、失语等大脑皮层受累表现，症状反复刻板，常于短期内频繁发作和缓解。影像学研究表明，CWS的缺血部位为内囊，若在脑干则称为桥脑预警综合征[1,2]。

多数研究者认为，CWS发病机制主要与豆纹动脉供血不足有关。豆纹动脉起自大脑中动脉主干，侧支循环不丰富，豆纹动脉本身血管病变或者大脑中动脉病变累及小血管，血流动力异常就出现临床症状，如本例考虑斑块形成累及或堵塞穿支动脉可能性大。本病例中，患者表现为反复发作的右侧上下肢无力，无视觉障碍、失语等皮层受累症状，进一步行颅脑MRI提示左侧内囊区急性脑梗死，符合CWS诊断。

抗血小板、抗凝或者升高血压能否控制CWS的进程，结论并不明确。有病例报道发现阿司匹林加氯吡格雷双重抗血小板治疗能控制病情进展。有一组4例CWS患者，接受阿替普酶溶栓后，有3例患者出院时NIH评分为0分，头颅MRI未见急性脑梗死病灶[1]。本例患者临床和影像学均提示大动脉狭窄引起的低灌注表现，在常规药物治疗效欠佳的情况下，尝试多巴胺治疗获得疗效。

研究表明脑梗死急性期升压治疗可部分改善患者临床预后，可能的保护机制为：①血压升高，局部脑血流量增加，改善缺血半暗带区低灌注；②急性期轻度升高血压可为侧支循环建立争取时间[3,4]。关于升压药物选择、升压治疗时间以及升压幅度把握等方面均存在疑惑。有研究者认为，对于具有如下特点的特殊人群应用升压治疗可能带来一定的临床获益[5]：①合并收缩压持续＜130～150 mmHg，梗死后收缩压下降≥20 mmHg；②严重颅内或颅外血管狭窄；③存在缺血半暗带时间窗。对合并以上1个及以上条件的急性脑梗死患者可考虑应用升压药物。

升压治疗和急性脑梗死临床预后关系目前尚缺乏大规模的临床随机对照试验，升压治疗存在增加脑出血、加重脑水肿及再灌注损伤的风险，因此积极探索其临床作用仍有很大空间。

参考文献

1. Nadarajan V，Adesina T. Capsular warning syndrome. BMJ Case Rep，2013，12.

2. Lee J，Albers GW，Marks MP，et al. Capsular warning syndrome caused by middle cerebral artery stenosis. J Neurol Sci，2010，296：115-120.

3. Julio A. Chalela，Billy Dunn，et al. Induced hypertension improves cerebral blood flow in acute ischemic stroke. Neurology，2005，64：1979.

4. Hillis AE，Ulatowski JA，Barker PB，et al. A pilot randomized trial of induced blood pressure elevation：Effects on function and focal perfusion in acute and subacute stroke. Cerebrovasc Dis，2003，16：236-246.

5. Mistri AK，Robinson TG，Potter JF. Pressor therapy in acute ischemic stroke：Systematic review. Stroke，2006，37：1565-1571.

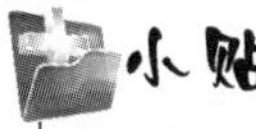

小贴士

应基于卒中病理生理机制选择治疗方案，而非机械遵循指南。

静脉溶栓后大血管再闭塞

1 病例资料

患者，男，68岁，因“口齿含糊伴右侧肢体无力7 h，加重3 h”入院。患者7 h前无明显诱因下突感右侧肢体无力，口齿含糊，伴有轻度头痛、头晕，无恶心呕吐，无黑矇眩晕，无意识丧失，无四肢抽搐，无视物旋转，持续半小时后症状消失。3 h前家属发现患者又出现口齿较前含糊，右侧肢体活动障碍，上肢不能抬举，下肢下行走拖沓，来我院急诊就医。

既往有高血压病史6年，收缩压最高170 mmHg，平时不规则服用降压药物治疗，血压控制情况不详。否认糖尿病史，否认吸烟饮酒史。

体格检查：T 36.2℃，R 17次/min，P 76次/min，BP 145/82 mmHg，神清，口齿略含糊，右侧鼻唇沟变浅，示齿口角左歪，伸舌右偏，右侧肢体肌力0级，右侧巴氏征(+)，NIHSS评分14分。心肺查体未见明显异常。

入院诊断：

①急性脑卒中；

②高血压病Ⅱ级，极高危组。

入院后查心电图正常，查血常规、凝血功能、肾功能、电解质等未见明显异常，同时急诊头颅CT未见出血。予以急诊头颅CTA+CT灌注检查，提示左侧大脑中动脉主干闭塞，右侧大脑前动脉A1段不显示(图1A)；左侧大脑半球大片灌注异常，考虑梗死伴周围缺血(图1B和1C)。TCD检查提示左侧大脑中动脉闭塞，侧支代偿情况不佳(图2A～2C)。考虑患者急性脑梗死，起病时间虽然大于4.5 h，但病情有加重，灌注提示存在缺血半暗带，予以重组组织型纤溶酶原激活剂(recombinant human tissue type plasiminogen，rtPA) 50 mg静脉溶栓治疗(患者体重60 kg)。

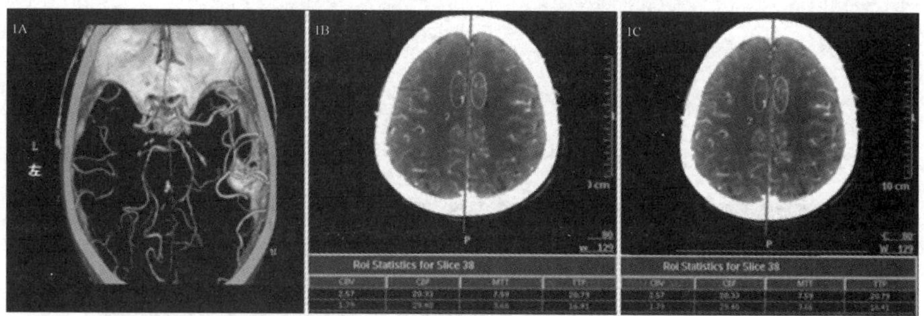

图1　左侧大脑中动脉 M1 段闭塞(A)；左侧大脑中动脉 M1 远端供血区，CBF 下降，但 CBV 延长，提示小血管扩张，未进入完全梗死期。CBV、CBF 变化范围不匹配，存在较大范围缺血半暗带(B)；左侧大脑前动脉供血区：MTT 和 TTP 轻度延长，CBF 减少，有缺血表现，CBV 升高，未完全梗死(C)

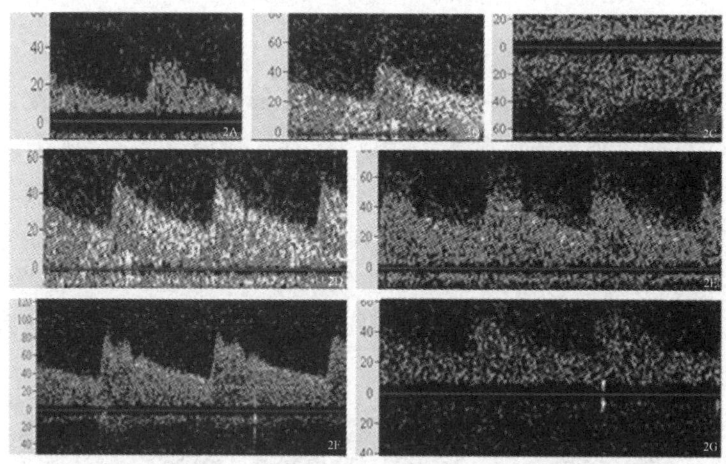

图2　左侧大脑前动脉，流速 40 cm/s，无代偿性升高表现(A)；左侧大脑中动脉，流速 40 cm/s，TIBI Ⅲ级(B)；左侧大脑后动脉，流速 60 cm/s，无代偿性升高表现(C)；随着溶栓时间增加，左侧大脑中动脉血流速度继续升高，至基本恢复正常(D～F)；复查头颅 CT 后，TCD 监测示流速 50 cm/s，TIBI Ⅲ级，血管再次呈现闭塞样表现(G)

溶栓过程予以 TCD 监测(图 2D～2G)，提示随着溶栓时间的增加，患者左侧大脑中动脉流速升高，频谱形态恢复正常，右侧肢体肌力恢复至 2 级。到溶栓第 50 min 时，患者左侧大脑中动脉血流速度基本正常。在溶栓第 55 min 时，患者突然出现烦躁，诉头痛，右侧肢体肌力下降。查体提示右侧肢体肌力 0 级，NIHSS 评分 14 分。予以甘露醇脱水、咪

唑安定镇静治疗,停止溶栓,予急诊行头颅 CT 检查(图 3A),未见明显出血灶。再次复查头颅 TCD,左侧大脑中动脉流速减低,再次成低搏动样改变,考虑血管再次闭塞(图 2G)。第二天复查头颅 MRI 提示左侧侧脑室旁、半卵圆中心及左侧额叶急性脑梗死(图 3B～3C)。

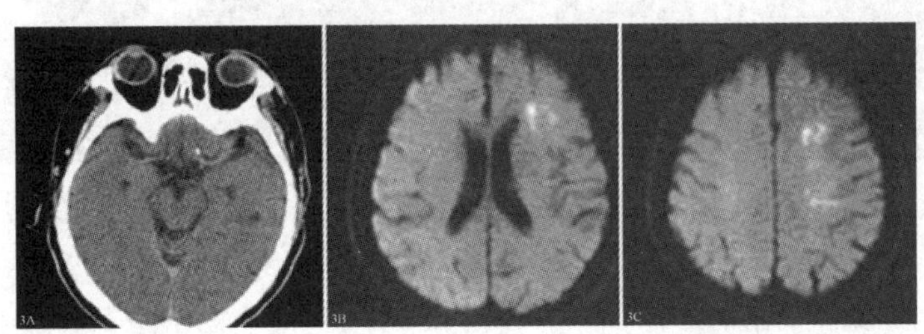

图 3　溶栓后复查头颅 CT 未见明显出血灶(A);溶栓后第二天行头颅 MRI 检查提示左侧侧脑室旁、半卵圆中心及左侧额叶急性脑梗死(B,C)

后予以阿司匹林抗血小板、阿托伐他汀稳定斑块等对症治疗。住院期间 TCD 动态观察脑血流变化(图 4),左侧大脑前动脉、大脑后动脉血流速度升高,在第 3 天时达到高峰,后渐下降,到第 14 天趋于稳定;左侧大脑中动脉血流速度在第 3 天时达到最低值,后渐升高,到第 14 天稳于稳定。出院前复查头颅 CTP 提示左侧大脑中动脉远端血供较前好转。患者住院治疗 14 天后病情好转(NIHSS 评分 9 分)出院,回当地医院继续康复治疗。

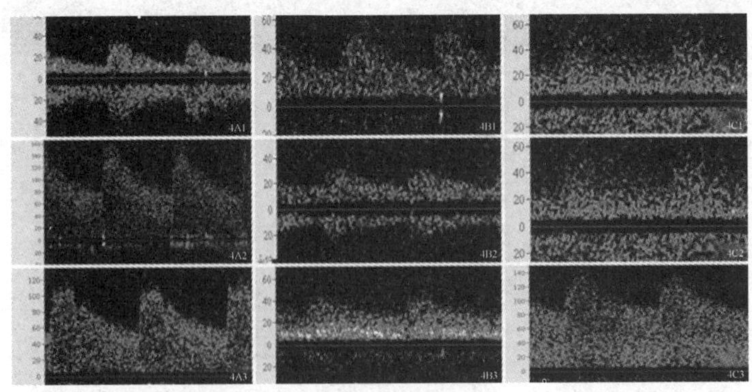

图 4　左侧大脑前动脉、左大脑中动脉和左大脑后动脉分别在溶栓结束(A1、B1、C1)、溶栓后第 3 天(A2、B2、C2)、溶栓后第 14 天时(A3、B3、C3)血流速度变化

出院诊断：

急性脑梗死：

左侧大脑中动脉闭塞；

动脉粥样硬化性；

血栓形成可能性大。

2 讨论

本例患者第一次 TIA 样发病，第二次发病为持续性损伤，在灌注证实了缺血半暗带的基础上，给予静脉溶栓治疗，符合治疗流程。但是在溶栓过程中，患者开通的大脑中动脉再次闭塞，好转的肌力再次下降为 0 级。

溶栓后再闭塞发生率国内外研究报道不一，总体而言，动脉溶栓 17%～21%[1-2]，略低于静脉溶栓 14%～34%[3-6]。早期再闭塞可发生于 rTPA 用药前（25%）、用药后 30 min 内（18.8%）、用药结束时（18.8%）以及用药后的 60～120 min(37.4%)[1,4]。总体而言，63.6%的再闭塞发生于溶栓 24 h 内，36.4%发生于 2 周内。国内对动脉溶栓多因素回归分析认为，患者基线 NIHSS 评分≥16 分，溶栓后的部分再通可能是再闭塞的独立危险因素[2]。研究认为 TCD 中出现早期再闭塞血流频谱对临床症状的恶化以及不良预后具有强的预测作用[3]。而再闭塞的出现与患者年龄、性别、入院时血压、血糖、开始溶栓时间、TOAST 分型以及闭塞的血管均无统计相关性。国内部分研究认为，虽然无统计学差异，但再闭塞患者多合并高血压、糖尿病、高脂血症以及长期吸烟史。本例患者有长期未规范血压控制病史，溶栓时起病时大于 3 h，TCD 检查提示侧支代偿差，均是再闭塞的危险因素。

再闭塞机制目前认为是由血栓形成的。它是血管壁内皮细胞损伤、血小板激活和凝血“瀑布反应”与抗凝、纤溶机制共同作用的结果。超早期溶栓治疗后，未被完全溶解的残留血栓具有高度的致栓性，是血栓再形成的根源。血栓溶解引起凝血酶的生成和释放增加，对血小板的激活起重要作用，激活的血小板反过来又参与凝血过程，导致血管再闭塞。

溶栓后再闭塞诊断的金标准仍是全脑数字减影血管造影，但随着影

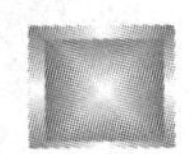

像技术的持续发展，目前 MRA、CTA 等血管成像技术的准确性不断提高。但在实际临床以及科研工作上，TCD 使用更灵活方便。既往以 DSA 对血流的 TIMI（Thrombolysis In Myocardial Ischemia）分级评估进行血管闭塞的诊断[7]，认为 TIMI 0～1 级提示血管闭塞（敏感度 50%，特异度 100%），TIMI 2 级提示部分再通（敏感度 100%，特异性 76%）。最新研究认为，TCD 通过对血流的 TIBI（Thrombolysis In Brain Ischemia）分级不仅能更加动态地反应血流速度的变化，而且与 TIMI 分级法具有高度的一致性：TIMI 3 级（正常血流）相当于 TIBI Ⅳ 级、Ⅴ 级血流[8]。临床上，Grotta 等[9]认为溶栓后临床症状好转再恶化（NHISS 评分在溶栓初始时下降至少 2 分，之后 NHISS 评分增加至少 2 分）可能可以作为再闭塞的临床特点。虽然临床标准的可靠性有待进一步证实，但由于其操作上简易方便，目前关于再闭塞的部分研究中仍采用此标准。

如何才能更有效地预防再闭塞的发生，目前没有统一的定论。一般认为术前予以抗血小板治疗（阿司匹林[2]、阿昔单抗[10]）可以减少再闭塞的发生，但仅局限于小样本的研究。在心肌梗死溶栓治疗的大样本研究中发现，半剂量的 rTPA 联合阿昔单抗与足量 rTPA 相比，有更良好的早期灌注[11]，更少的再闭塞率，但出血的风险相对提高[12]。在抗凝治疗上，国内有研究认为，溶栓 6 h 后予以低分子肝素抗凝治疗，可以减少再闭塞发生率，并且是安全的[6]。在心肌梗死的研究中认为，作为一种辅助治疗方式，溶栓治疗同时联合依诺肝素、普通肝素[13]、X 因子抑制剂以及凝血酶[14]，均可以降低再闭塞风险。

再闭塞一旦发生，可以通过再次予以 rTPA 以及联合血管内治疗等方式进一步实现血管再通。不同方式没有优劣之分，主要根据临床而定。但目前认为机械碎栓并不能增加血管的再通率[15]。

临床以及多项研究均证实，虽然与未再通相比，再闭塞的患者具有更良好的预后[4]，但是与再通患者相比，再闭塞患者死亡率明显升高，NIHSS 评分明显下降。利用 TCD 以及更准确的临床判断，我们可以早期认识再闭塞，早期预防，早期治疗，减少再闭塞风险，提高临床预后，改善患者生活质量。

参考文献

1. Qureshi AI, Siddiqui AM, Kim SH, et al. Reocclusion of recanalized arteries during intra-arterial thrombolysis for acute ischemic stroke. AJNR Am J Neuroradiol, 2004,25:322-338.

2. 付睿,赵星辉,黄栋,等. 急性缺血性脑卒中动脉溶栓中血管再闭塞的临床分析. 实用医学杂志,2011,27:3737-3742.

3. Saqqur M, Molina CA, Salam A, et al. Clinical deterioration after intravenous recombinant tissue plasminogen activator treatment: A multicenter transcranial doppler study. Stroke,2007,38:69-74.

4. Alexandrov AV, Grotta JC. Arterial reocclusion in stroke patients treated with intravenous tissue plasminogen activator. Neurology,2002,59:862-867.

5. 邵晓. 脑梗死溶栓后早期血管再闭塞的临床分析. 中国医药指南, 2012,10: 137-138.

6. 李金英,白玉雪,赵春哲,等. 抗凝对预防急性脑梗死溶栓后血管再闭塞的作用. 实用心脑肺血管杂志,2012,20:2-3.

7. Burgin WS, Malkoff M, Felberg RA, et al. Transcranial doppler ultrasound criteria for recanalization after thrombolysis for middle cerebral artery stroke. Stroke, 2000,31:1128-1132.

8. Tsivgoulis G, Ribo M, Rubiera M, et al. Real-time validation of transcranial Doppler criteria in assessing recanalization during intra-arterial procedures for acute ischemic stroke: An international, multicenter study. Stroke, 2013,44:394-400.

9. Grotta JC, Welch KM, Fagan SC, et al. Clinical deterioration following improvement in the ninds rTPA stroke trial. Stroke, 2001,32:661-668.

10. Heo JH, Lee KY, Kim SH, et al. Immediate reocclusion following a successful thrombolysis in acute stroke: A pilot study. Neurology, 2003,60:1684-1687.

11. Trial of abciximab with and without low-dose reteplase for acute myocardial infarction. Strategies for patency enhancement in the emergency department (speed) group. Circulation,2000,101:2788-2794.

12. Topol EJ. Reperfusion therapy for acute myocardial infarction with fibrinolytic therapy or combination reduced fibrinolytic therapy and platelet glycoprotein iib/iiia inhibition: The gusto v randomised trial. Lancet,2001,357:1905-1914.

13. Ross AM, Molhoek P, Lundergan C, et al. Randomized comparison of enoxaparin, a low-molecular-weight heparin, with unfractionated heparin adjunctive to recombinant tissue plasminogen activator thrombolysis and aspirin: Second trial of

heparin and aspirin reperfusion therapy (hart ii). Circulation, 2001,104:648-652.

14. Nicolini FA, Lee P, Malycky JL, et al. Selective inhibition of factor xa during thrombolytic therapy markedly improves coronary artery patency in a canine model of coronary thrombosis. Blood Coagul Fibrinolysis,1996,7:39-48.

15. Qureshi AI, Luft AR, Sharma M, et al. Prevention and treatment of thromboembolic and ischemic complications associated with endovascular procedures: Part ii—Clinical aspects and recommendations. Neurosurgery, 2000, 46: 1360-1375; discussion, 1375-1366.

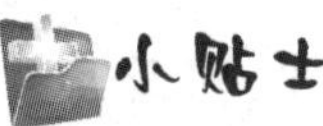

如何有效减少溶栓后血管再闭塞是临床重要研究方向。

抗血小板药物引起的梗死后出血

1 病例简介

患者，男，63 岁，因"言语不清、反应变慢 1 天"于 2010 年 10 月 4 日入院。1 天前患者无明显诱因下突然摔倒，损伤头部。家人扶起后发现患者言语不清，对答困难，不影响行走，无恶心呕吐，无肢体抽搐，休息后症状无明显缓解，患者渐出现反应变慢，意识变模糊，急来本院急诊。查头颅 CT 示左侧半球低密度灶，拟急性脑梗死收入病房。发病来，无发热，无肢体抽搐。

既往高血压史十余年，长期服用非洛地平缓释片，血压控制史。有乙肝史多年，长期嗜烟饮酒。

体格检查：T 36.8℃，P 70 次/min，R 18 次/min，BP 105/70 mmHg，嗜睡，双眼向左侧凝视，双侧瞳孔等大等圆，对光反应可，右侧鼻唇沟浅，右侧肢体刺激活动少，右侧巴氏征阳性。深浅感觉未查。

实验室检查：血常规、尿常规、便常规正常。生化全套正常，其中 LDL-C 2.87 mmol/L。凝血功能、甲状腺功能正常。

头颅 MRI＋DWI 检查示左侧大脑半球大面积脑梗死（图 1）。

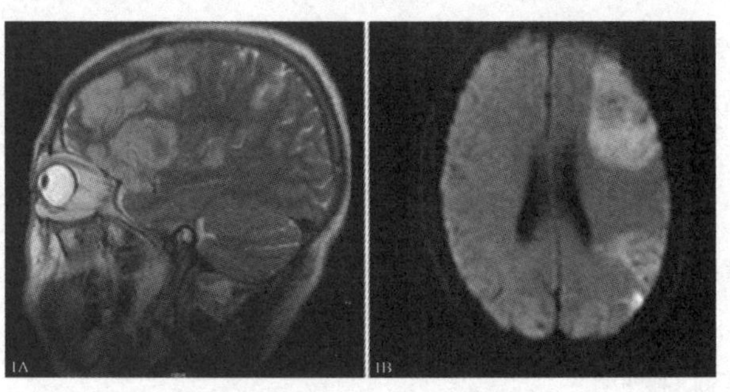

图 1 头颅 MRI 示左侧大脑半球异常信号，T2WI(A)和 DWI(B)均为高信号

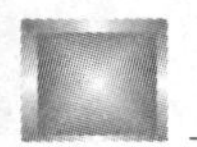

入院后给予阿司匹林 200 mg 抗血小板聚集、甘油果糖和速尿脱水、依达拉奉清除氧自由基、纳洛酮促醒及营养神经治疗，患者意识略有恢复。

2010 年 10 月 8 日，复查头颅 CT 示左侧额顶颞叶大片状低密度影，左侧额颞叶病灶内见高密度影，考虑梗死后出血(图 2A)。

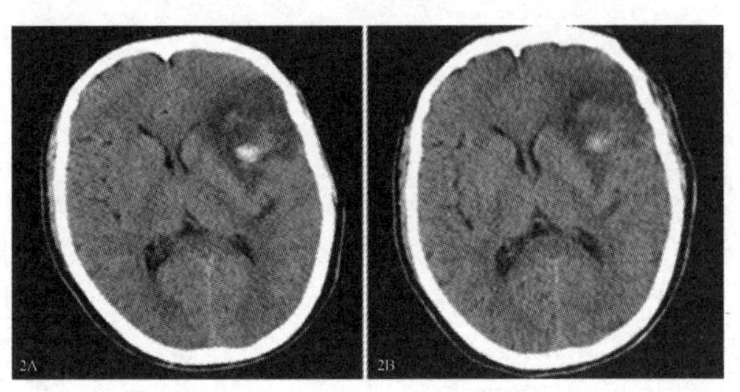

图 2　4 天后复查头颅 CT 示梗死灶出血(A)；停用阿司匹林 5 天后，复查 CT 示出血吸收明显(B)

停用阿司匹林，余治疗不变。10 月 13 日复查头颅 CT 示出血有所吸收(图 2B)，加用氯吡格雷 75 mg qd。患者症状持续好转，意识转清，仍有运动性失语，右侧肢体活动度较入院时好转。

10 月 20 日为评估颅内血管情况，作头颅 MRA 示：颅内各大血管走行自然，边缘光整，腔内信号均匀一致，未见异常。左侧额颞顶叶大片异常信号影伴脑组织肿胀(图 3A)。急查头颅 CT 示左额叶见团块状高密度，左侧脑室受压变窄，中线结构右移(图 3B)。

请脑外科会诊认为有手术指征，家属要求保守治疗，遂停用氯吡格雷，加强脱水治疗。患者症状慢慢恢复，多次复查头颅 CT 见血肿逐渐缩小(图 4A)。患者出院查体：轻度运动性失语，右上肢肌力 4 级，右下肢肌力 5 级—，右侧巴氏征阴性。出院后半月查头颅 MRI T_2^* 示，除原出血区低信号，余未见微出血病灶(图 4B)。

出院诊断：

①急性脑梗死：

出血性梗死；

②高血压病 1 级，极高危组。

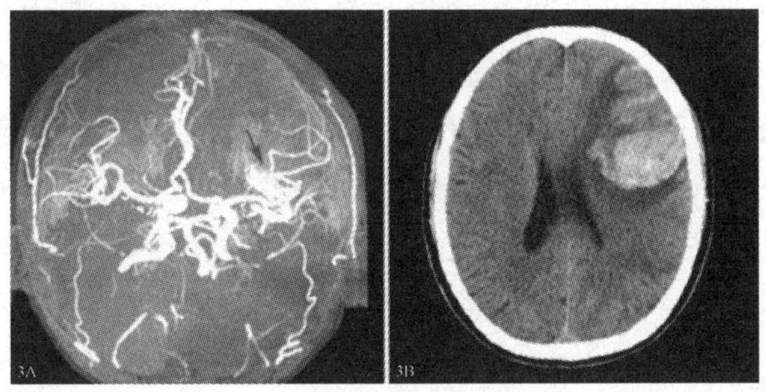

图 3　服用氯吡格雷 7 天后，查头颅 MRA 未见血管明显狭窄，左侧半球见异常信号(A)(黑箭头)；即刻头颅 CT 示左额叶大面积出血，左侧脑室受压变窄，中线结构右移(B)

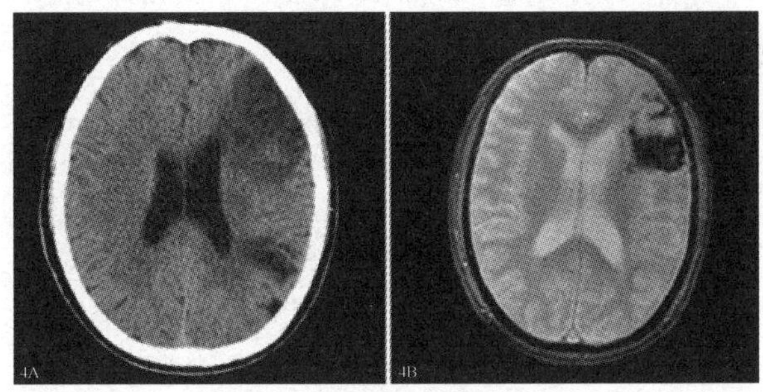

图 4　停氯吡格雷 1 月后，复查头颅 CT 示血肿基本吸收(A)；出院半月后头颅 MRI T_2^* 示，除原出血区低信号，余未见微出血病灶(B)

2　讨论

梗死后出血转化(hemorrhagic transformation，HT)是急性脑梗死后的常见表现。HT 自然发生率文献报告不一，有报告高达 40%左右，这可能与影像学检查的时间、影像学选择(CT 或 MRI)、不同脑梗死的类型有关[1]。HT 的病理生理机制未完全明确，可能与以下机制有关：①急性脑缺血后 ATP 减少，引起血脑屏障破坏；②脑缺血引发的强烈炎症反应进一步损伤正常血管结构。当缺血病灶恢复再灌注，血液渗出血管壁产生 HT[2]。HT 根据部位分为梗死灶内出血和非梗死灶内出血。根据临床表现，分为无症状性脑出血(asymptomatic intracerebral

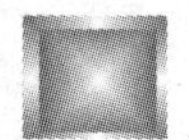

hemorrhage,aICH)和症状性脑出血(sICH);前者指临床没有明显症状,仅在影像学表现为点状出血灶。既往认为 aICH 不会影响缺血性卒中预后,但最新研究发现,与没有发生 HT 的患者相比,aICH 患者 90 天的改良 Rankin 评分较高,其不良结果的风险增加 2 倍。美国国立神经疾病与卒中研究所将 sICH 定义为经 CT 证实的颅内出血,并与患者临床症状的恶化具有时间相关性,在患者使用药物治疗后 36 h 内出现的脑出血均被认为与治疗有关,sICH 会显著增大脑梗死患者的残疾率和死亡率。aICH 与 sICH 之间并非静态,本例患者若非偶然发现,患者脑出血进一步扩大,可能出现神经功能缺损加重,甚至突发脑疝而死亡。

Fiorelli 等根据 CT 结果,将 HT 分为出血性梗死(hemorrhagic infarction,HI)和脑实质出血(parenchymatous hematoma,PH)两大类,四种亚型(表 1)[3]。

表 1　Fiorelli 梗死后出血转化分型

Fiorelli 分型	影像学表现
HT-1	小的高密度点状出血(图 5A)
HT-2	梗死灶内较大的融合的高密度影,无占位效应(图 5B)
PH-1	出血不超过梗死区的 30%,轻度占位效应(图 2A)
PH-2	出血超过梗死区的 30%,明显占位效应(图 3B);或者出血超过梗死区(图 5C)

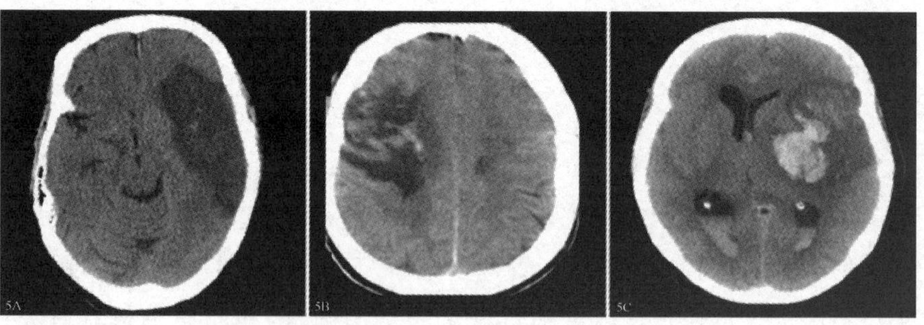

图 5　头颅 CT 示梗死区小片状出血(A);右侧大脑半球梗死区较大融合的高密度影,未见明显占位效应(B);左大脑半球梗死区大面积出血,左侧脑室受压变形,出血破入侧脑室(C)

HT 的危险因素很多，其中心源性脑栓塞、大面积脑梗死、高血压、高血糖、脑静脉或静脉窦血栓形成和高龄均为常见的危险因素。多项研究证实，HT 与临床治疗有关，如与溶栓、降纤、抗凝、抗血小板聚集等治疗均存在明显的相关性。涉及静脉溶栓的 NINDS 和 SITS-MOST 研究中，aICH 和 sICH 的发病率分别为 4.5%，6.4% 和 9.6%，7.3%，而 ECASS-Ⅱ和Ⅲ实验中，aICH 的发生率分别达到 39.6%和 27%。这种现象差异可能与前两个研究的溶栓时间窗控制在发病 3 h 以内，而后者在发病 6 h 和 4.5 h 以内有关。缺血时间延长，血脑屏障破坏加重，使用溶栓药就加大了 HT 的风险[4]。MATCH 研究发现，双重抗血小板治疗不减少主要血管事件的发生，但是致命性脑出血或大量脑出血事件增加。但在另一项研究中，脑梗死急性期服用负荷剂量氯吡格雷（300 mg）患者 HT 发生率与对照组相比，并没有增加。本例中患者先后服用阿司匹林、氯吡格雷后出现 HT，停药后出血稳定，表明 HT 与抗血小板药物使用有关。T_2^* 未发现颅内明显的脑微出血，考虑患者对抗血小板药物的敏感性较高，因此本患者第二次给予氯吡格雷治疗显得过于积极。

对于药物相关性 HT 的治疗，首先停用抗栓相关药物，根据病情输注血小板等。若为华法林等药物引起，可应用新鲜冷冻血浆或凝血酶原复合物浓缩液和维生素 K 逆转华法林。有脑疝风险者，需要外科介入。本例患者经停用药物后，血肿稳定，渐渐吸收。重新使用抗栓药物的决策取决于其后的动脉或静脉血栓栓塞风险、复发性脑出血的风险以及患者的总体状况。

总之，HT 是临床常见表现，对于个体患者无法精确预测其是否发生的情况下，动态的头颅影像学检查有助于减少临床医疗风险。

参考文献

1. Khatri P, Wechsler LR, Broderick JP. Intracranial hemorrhage associated with revascularization therapies. Stroke, 2007, 38:431-440.

2. Sussman ES, Connolly ES Jr. Hemorrhagic transformation: A review of the rate of hemorrhage in the major clinical trials of acute ischemic stroke. Front Neurol, 2013,4:69.

3. Fiorelli M, Bastianello S, von Kummer R, et al. Hemorrhagic transformation

within 36 hours of a cerebral infarct: Relationships with early clinical deterioration and 3-month outcome in the European Cooperative Acute Stroke Study I (ECASS I) cohort. Stroke, 1999, 30:2280-2284.

4. Leung LY, Albright KC, Boehme AK, et al. Short-term bleeding events observed with clopidogrel loading in acute ischemic stroke patients. J Stroke Cerebrovasc Dis, 2013, 22:1184-1189.

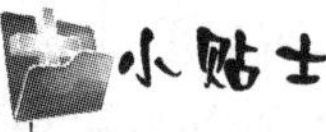

脑梗死急性期常规复查头颅影像学有助于减少医疗风险。

颈动脉支架成形术后致视网膜颞上支动脉阻塞*

1 病例简介

患者，男性，71岁，因“反复发作性左上肢麻木无力1周”于2008年9月入院。患者1周前出现发作性左上肢麻木、无力，无抽搐、头晕、黑朦及意识障碍。持续约10 min后能完全缓解，1周来每天发作一次，持续时间最长不超过1 h，均能完全缓解。曾就诊于当地医院，查头部MRI示：多发腔隙性脑梗死。查头部MRA示：右颈内动脉虹吸段局限性狭窄；左侧椎动脉颅内段较对侧细。

既往吸烟30余年，每天15支，起病后发现高血压、高血脂。

体格检查：T 36.5℃，P 73次/min，右上肢血压130/80 mmHg，左上肢血压125/73 mmHg。意识清楚，颅神经查体阴性，四肢肌力V级，肌张力正常，腱反射存在，病理征阴性，感觉、共济运动正常。双肺呼吸音清，未闻及明显干湿罗音。心律齐，未闻及明显病理性杂音。

辅助检查：

生化全套基本正常，其中LDL-C 2.55 mmol/L。凝血功能、CRP均在正常范围。

颈动脉B超示双侧颈动脉硬化。

头部CT灌注示双侧大脑前动脉供血区脑血流量(cerebral blood flow，CBF)、脑血容量(cerebral blood volume，CBV)及达峰时间(time to peak，TTP)左右大致对称，绝对值未见明显上升或下降。双侧大脑中动脉供血区及双侧基底节区CBF及CBV左右大致对称，绝对值未见明显上升或下降；右侧大脑中动脉供血区及基底节区TTP较左侧升高。

---

* 本文据“颈动脉支架成形术后致视网膜颞上支动脉阻塞(中国脑血管病杂志，2013(3))”修改

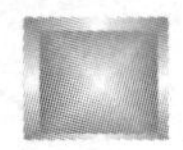

检查完善后于局部麻醉下行 DSA 检查，发现右颈内动脉海绵窦段狭窄，狭窄率为 80%。在全身麻醉下行支架置入术（图 1），手术过程顺利。术后予尼莫地平泵注，低分子肝素 4100 U，1 次/12 h 抗凝，氯吡格雷 75 mg 联合阿司匹林 100 mg 抗血小板聚集治疗，1 次/天。患者苏醒后诉右眼鼻侧视物不清，体检：双侧瞳孔直径 3 mm，对光反应灵敏，右眼鼻侧视力减弱，四肢肌力可。双眼荧光造影后，考虑右侧视网膜颞上支动脉阻塞（图 2）。继续予氯吡格雷 75 mg 联合阿司匹林 100 mg 抗血小板聚集治疗，1 次/天，加用活血化瘀中药。1 月后，患者右眼鼻侧视力好转，肢体麻木无力未再发作，视力视野检查未见明显异常，予带药出院。出院后随访至今，患者无肢体麻木无力及视物模糊等不适。

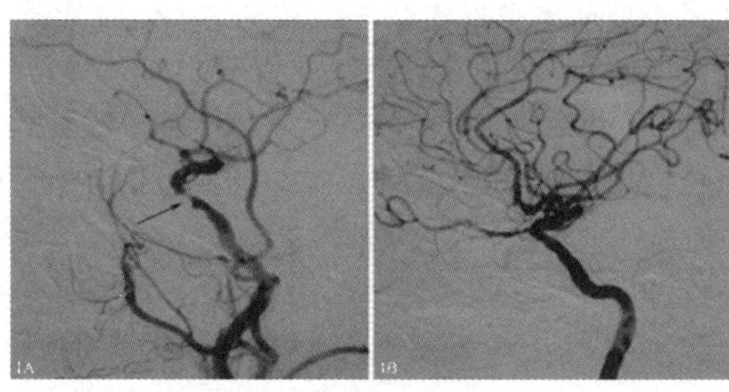

图 1　侧斜位示右侧颈内动脉海绵窦段严重狭窄（A，黑箭头）；侧斜位，支架植入术后原狭窄段血流通畅，眼动脉显示（B）

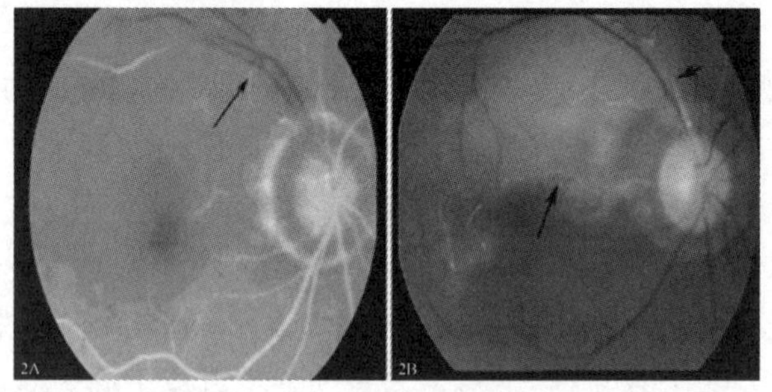

图 2　眼底荧光素造影图。动脉期提示颞上支动脉充盈延迟（A，黑箭头）；眼底照像提示视网膜水肿（左侧黑箭头）、颞上支动脉节段性梗死（右侧黑箭头）（B）

出院诊断：

①短暂性脑缺血发作；

动脉粥样硬化性；

低灌注/栓子清除率下降；

②视网膜颞上分支动脉阻塞。

2 讨论

视网膜供血主要来源于眼动脉，小部分由眶内动脉以及脑膜中动脉的眼支提供，同时在眼动脉分支泪腺动脉与脑膜中动脉眼支之间存在吻合支。因此，来源于颈内、颈外动脉的血栓均可能引起视网膜血管栓塞。另一方面，眼动脉的最重要分支视网膜中央动脉在视乳头处分为视网膜鼻侧上、下动脉以及视网膜颞侧上、下动脉四个分支，这四支动脉之间彼此不相吻合或吻合少，任何一支阻塞后即可引起视力障碍。在颈动脉支架成形术(CAS)后，视网膜动脉栓塞(embolism of retinal artery，ERA)少见，在远端保护下，发病率约为5%，而其中有症状者仅为1.7%[1]。

CAS作为治疗颈动脉狭窄的重要方式，与颈动脉内膜切除术相比在近期及远期预后上无差异[2]，但由于其微创的特点，得到越来越广泛的应用。术中斑块碎片脱落是CAS最严重的并发症。而术中保护伞的运用对于预防术后栓塞事件具有十分重要的作用。研究认为，在无保护伞下，其中小栓塞事件发生率约为2.7%，大栓塞事件约为1.5%[3]。通过远端球囊保护，总体栓塞的发生率明显下降[4]，而在滤器保护下，栓塞事件发生率约为0.6%[5]。本例患者在CAS术中，因狭窄部位较高未进行远端保护治疗，这也是其发生术后视网膜颞上支动脉栓塞的最重要因素。

影响CAS术后栓塞事件出现的可能因素很多，但目前均没有可靠的证据。但有研究认为，放射诊治后的颈动脉狭窄斑块，在CAS术后发现栓塞的风险降低[6]。Vos等[7]在对有远端保护的患者的研究中发现，术前有颈部放射检查治疗史的患者，ERA发生率明显降低。

视网膜动脉栓塞多发生于CAS术中，也可发生于术后24 h之内[7]。大多数ERA为无症状性[1,7]。在Percusurge远端保护系统下CAS术后，约有15%的患者眼底镜检查发现ERA，但全部为无症状性[7]。其具体机制尚不明了。小样本研究认为，症状性与无症状性

ERA 发生机制不同，前者与经颅多普勒（TCD）监测到症状侧大脑中动脉微栓子信号多少相关，而后者与微栓子信号无相关性[8]。在临床表现上，症状性 ERA 多以突发性视野缺损为最主要表现，可伴有局部疼痛不适。在眼底检查上，部分可见梗死灶，但通过 31～50 个月的随访，梗死灶或血栓均可完全消失。本例患者在无保护系统下，于术后 24 h 之内出现症状，以右眼鼻侧视物不清为主要表现，结合眼底检查，为临床及影像学典型表现。

CAS 术后 ERA 发生率高，虽然以无症状者多见，但一旦出现症状将极大地降低患者的生存质量。术中远端保护系统的使用对于减少该并发症具有十分重要的作用，本例患者出现该并发症与无法使用远端保护关系密切。在以后的临床工作中，应提高对 CAS 术后 ERA 的认识，并认识到远端保护系统对于减少 CAS 术后并发症的重大意义。

参考文献

1. Thompson EM, Egan RA, Nesbit GM, et al. Rapid intra-arterial thrombolysis in stent-associated retinal artery occlusion. J Vasc Interv Radiol, 2011,22(3):410-412.

2. Eskandari MK, AA Usman, M Garcia-Toca, et al. Eight-year institutional review of carotid artery stenting. J Vasc Surg, 2010, 51:1145-1151.

3. Wholey MH, M Wholey, K Mathias, et al. Global experience in cervical carotid artery stent placement. Catheter Cardiovasc Interv, 2000, 50:160-167.

4. Gahremanpour A, Perin EC, Silva G. Carotid artery stenting versus endarterectomy: A systematic review. Tex Heart Inst J, 2012,39:474-487.

5. Al-Mubarak N, A Colombo, PA Gaines, et al. Multicenter evaluation of carotid artery stenting with a filter protection system. J Am Coll Cardiol, 2002, 39:841-846.

6. Rapp JH, L Wakil, R Sawhney, et al. Subclinical embolization after carotid artery stenting: New lesions on diffusion-weighted magnetic resonance imaging occur postprocedure. J Vasc Surg, 2007, 45:867-872; discussion 872-864.

7. Vos JA, MH van Werkum, JH Bistervels, et al. Retinal embolization during carotid angioplasty and stenting: Periprocedural data and follow-up. Cardiovasc Intervent Radiol, 2010, 33:714-719.

8. Wijman CA, JA Gomes, MR Winter, et al. Symptomatic and asymptomatic retinal embolism have different mechanisms. Stroke, 2004, 35:100-102.

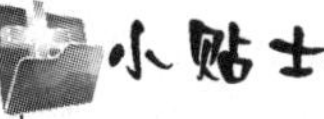

CAS 的眼部并发症,临床应了解。

奇怪的脑回状的“出血”

1 病史特点

干部病房请神经内科会诊。

患者，男，85岁，因言语不能、左侧肢体无力2 h于1月前入院。患者入院前无明显诱因下突发不能言语，左侧肢体无力，当时神志清，无发热、无抽搐，由120送至我院，急诊查头颅MRI示右侧半球大面积脑梗死（图1），为进一步治疗收入干部病房。

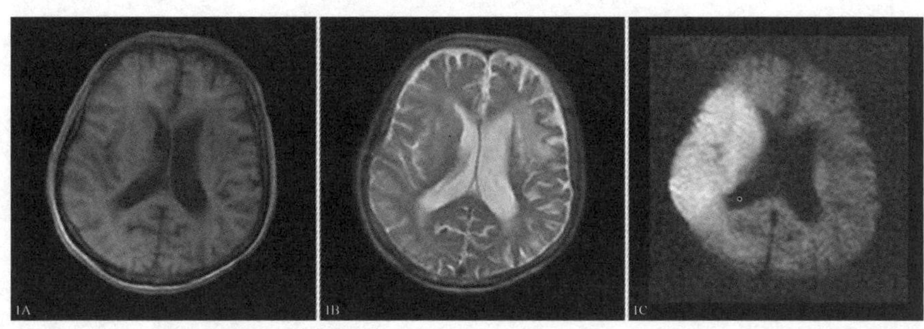

图1 MRI示双侧大脑半球长T1、长T2信号异常信号，左侧T1、T2信号更长（A，B），DWI示右侧半球高信号，提示右侧急性脑梗死（C）

既往40年前胃溃疡、胃大部分切除史，15年前曾发生脑梗死，未遗留肢体障碍。否认高血压、糖尿病、房颤史。吸烟60年，每日1包。

入院查体：T 36℃，R 20次/min，P 43次/min，BP 150/80 mmHg，嗜睡，双眼球向右侧凝视，双瞳孔等大等圆，对光灵敏，左侧鼻唇沟浅，左侧肢体肌力0级，肌张力高，左侧巴氏征阳性。双肺听诊细湿罗音，房颤律。

入院诊断：

①急性脑栓塞；

②心房颤动；

③肺部感染。

入院后完善各项检查，明确诊断。先后给予前列地尔改善微循环、白蛋白脱水、神经节苷酯神经保护、氯吡格雷抗血小板聚集、哌拉西林钠/三唑巴坦钠抗感染治疗。患者症状逐渐好转，左侧肌力渐恢复至2级，肺部感染控制。

发病1月后查头颅CT见右侧大脑半球大片低密度灶(图2A)。复查头颅MRI，放射科报告：右侧额颞顶枕大片异常信号，T1WI为低信号，T2WI为高信号，边缘在T1WI呈脑沟回样高信号，DWI呈高低混杂信号，FLAIR呈高信号，边界欠清。意见：右侧额颞顶枕叶出血性脑梗考虑(图2B,2C)。

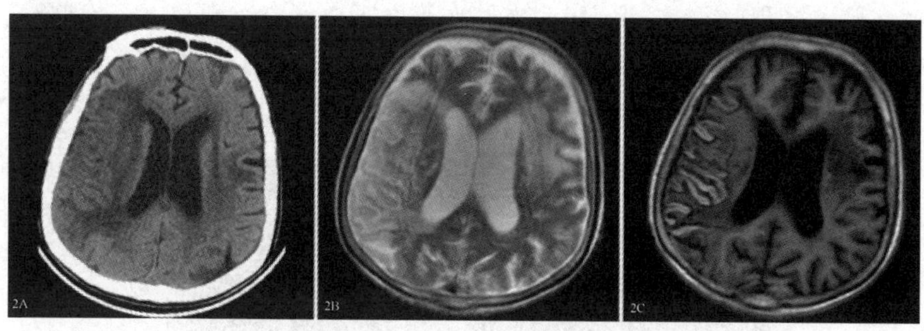

图2　1月后复查CT示右侧半球大片低密度灶(A)；MR示右侧半球长T1长T2信号，边缘见脑沟回样短T1长T2信号(B,C)

神经内科会诊后认为，患者急性脑栓塞诊断明确，头颅MRI所示T1WI高信号非梗死后出血，考虑为脑梗后的皮质层状坏死。因患者家属不接受抗凝治疗，继续目前抗栓方案。

2　讨论

磁共振T1高信号是临床诊断的鉴别要点之一，T1高信号与组织T1弛豫特征有关，T1弛豫时间反映了分子自然活动频率与Larmor频率间的关系；分子自然活动与其相近时，T1弛豫时间缩短，在图像上就表现为T1高信号。T1高信号临床最常见是脂类组织和出血，中等大小的脂类分子(如胆固醇)的自然活动频率高于蛋白质，低于自由水，与Larmor频率接近，故其T1弛豫时间很短，在T1WI图像上表现为高信

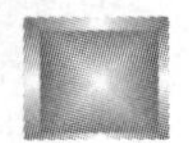

号。在出血的亚急性期，去氧血红蛋白被氧化为正铁血红蛋白，有很强的顺磁性，在 T1WI 表现为高信号[1]。

由于颅内病变的复杂化，这两类情况不能完全解释现象，临床亦可见颅内组织钙化、顺磁性物质沉积、颅内慢血流和皮质层状坏死(cortical laminar necrosis, CLN)等，其机理各不相同。钙化是由于距离钙晶体表面最近的水分子层进动频率更接近 Larmor 频率，T1 弛豫时间很短，故在 T1 像上显示高信号，如甲旁减引起的基底节对称性高信号(图 3A)[2]。常见的钆、锰等金属、稀土金属和自由基属于顺磁性物质，与组织内的质子相互作用，产生随机变化的局部微小磁场，变化频率与 Larmor 频率相近，T1 弛豫时间缩短而存高信号，如长期肝硬化导致锰在脑内沉积(图 3B)[3]。正常血管血流由于血管流空现象，为低现象，但血流变慢，也可出现高信号，甚至脑表浅静脉、血管迂曲也可表现为 T1 高信号。

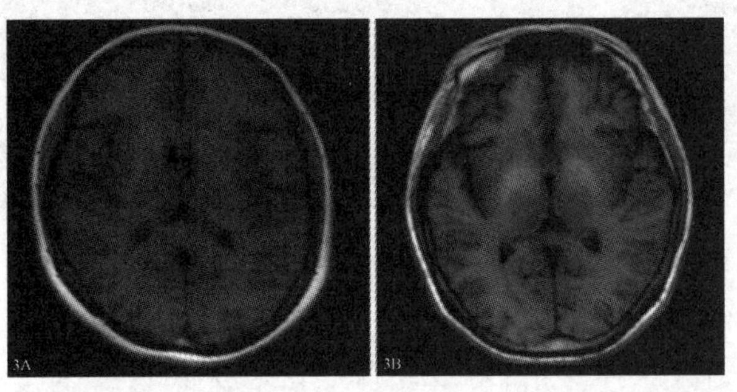

图 3　MRI 示甲状旁腺功能减退患者(A)和慢性肝硬化患者(B)基底节区 T1WI 呈对称性高信号

CLN 指影像学发现皮质在 T1WI 出现高信号，呈脑回状分布，伴有皮质体积的减少，但没有出血和钙化。1990 年 Sawada 最先在缺氧性脑病的患者中描述了这一现象，此后陆续研究显示缺氧性损害和脑梗死是最常见的原因[4]，其他如癫痫持续状态、烟雾病、线粒体脑肌病、代谢异常(如低血糖)、中毒和免疫抑制治疗均可出现类似影像学表现[5]。研究表明 CLN 是一种组织全坏死现象，即受累区神经元、胶质细胞和血管的坏死，包括神经元的缺血性改变、胶质增生和富含脂肪的巨噬细胞层状沉积。CLN 发生的病理生理机制目前仍不清楚，可能与不同区域的皮质神经元对缺氧、毒性物质损害的耐受力不同有关。组织学和动物实验发现，灰质较白质更易受低灌注引起的缺血损伤。灰质分为6层，第Ⅲ层最易受缺血缺氧损害，第Ⅴ和Ⅵ层次之，第Ⅱ和Ⅳ层耐受力强，这种损伤在脑沟的两侧和底部皮质要较脑回表面的皮质损害更明显。因此CLN可能是一种选择性神经元坏死。

CLN出现皮质T1高信号与神经元坏死和其造成的蛋白分解有关，蛋白质的浓度与自由水分子的数目可以影响MRI的T1和T2弛豫时间。高浓度的蛋白质和其他大分子通过限制水分子的活动，增强了弛豫性，从而缩短T1弛豫时间。CLN在脑梗死后2周就可以出现，1～3月时信号更明显，然后逐渐消退，但部分病灶信号可持续2年。FLAIR上高信号在1月后明显，可持续1年，偶可持续2年。皮质病灶在早期可以在T1WI和FLAIR上表现为等信号，但任何时期均不会表现为低信号。皮层下病灶T1WI初起时为等信号，1月后渐变为低信号。梗死后2周可能出现皮层和皮层下病灶不同程度的强度[6]。

脑梗死典型的影像学表现是T1低信号、T2高信号。与梗死相关的T1高信号，一种情况是梗死后的出血，另一种情况是CLN，或者两种情况兼而有之。本文患者MRI检查是发病1月后，病情稳定。大部分出血性梗死是梗死后24～48 h，即便是梗死后出血，也是慢性期，应该出现含铁血黄素的沉着，而该患者的影像学并未提示该现象。另外，患者MRI检查前曾做头颅CT复查，除发现陈旧性软化灶外，未发现高密度病灶，因此临床并不支持梗死后出血的诊断。而T1高信号病灶在T2WI也存高信号，否定了顺磁性物质的作用，因为顺磁性物质具有优先弛豫增强同时缩短T1和T2值的作用。结合病灶出现脑回状的T1高信号，临床考虑CLN。

CLN不仅是缺血后的一种病理表现，同时也可能是致病因子。文献有报道CLN引起对侧肢体出现皮层性肌阵挛，因此其病理作用仍需进一步研究和探讨[7]。

参考文献

1. Hayashi Y, Tachibana O, Muramatsu N, et al. Rathke cleft cyst: MR and biomedical analysis of cyst content. J Comput Assist Tomogr, 1999, 23:34-38.

2. Polverosi R, Zambelli C, Sbeghen R. Calcification of the basal nuclei in hypoparathyroidism. The computed and magnetic resonance tomographic aspects.

Radiol Med,1994,87:12-15.

3. Rovira A, Alonso J, Córdoba J. MR imaging findings in hepatic encephalopathy. AJNR Am J Neuroradiol,2008,29:1612-1621.

4. Sawada H, Udaka F, Seriu N, et 了 al. MRI demonstration of cortical laminar necrosis and delayed white matter injury in anoxic encephalopathy. Neuroradiology, 1990,32:319-321.

5. 曲方.脑皮质层状坏死的临床研究研究.中国实用内科杂志,2007,27:43-46.

6. Siskas N, Lefkopoulos A, Ioannidis I, et al. Cortical laminar necrosis in brain infarcts: serial MRI. Neuroradiology,2003,45:283-288.

7. Cavallieri F, Fioravanti V, Contardi S, et al. Cortical action myoclonus due to cortical laminar necrosis. Neurol Sci,2014,35:323-325.

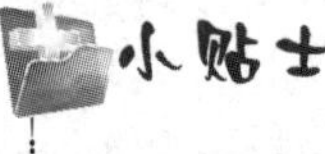

掌握 T1 高信号的诊断与鉴别诊断。

脑梗死后癫痫和华勒氏变性

1 病例简介

患者，女，82岁，因“反复意识不清伴全身抽搐2天”入院。患者2天前无明显诱因下突发意识不清，伴全身抽搐，双眼右向凝视，二便失禁，持续5分钟自行缓解，无发热，未出现活动肢体瘫痪现象，此后上述症状又发作两次，均自行缓解，为进一步诊治而来我院就医。

既往房颤史6年，冠心病史1年，9月前因急性脑梗死就医，遗留右侧肢体活动不利，不规则服用药物。

查体：BP 156/74 mmHg，神志清，精神可，时间、地点定向力差，口齿不清。双侧瞳孔等圆等大，直径2.5 mm，对光反射灵敏。眼球运动不配合。口角左偏，右侧鼻唇沟浅，伸舌右偏。右侧上、下肢肌力0级，肌张力偏高，左侧肢体肌力5级，右侧巴氏征阳性。

实验室检查：

血常规：白细胞计数 1.7×10^9/L，中性粒细胞(%) 47.1%，中性粒细胞 0.8×10^9/L，淋巴细胞 0.7×10^9/L，血红蛋白 95 g/L，血小板计数 71×10^9/L。肝肾功能正常，血脂、电解质、肿瘤标记物和甲状腺功能正常范围。凝血功能常规检查＋D-二聚体：D-二聚体 1040 μg/L(0～700 μg/L)，余正常。

超声心动图：主动脉硬化，主动脉瓣退行性变伴轻度返流。二尖瓣黏液样变伴返流轻度，心动过缓。

颈动脉超声：颈动脉硬化伴多发粥样斑块形成，左侧颈内动脉狭窄57%，右侧颈总动脉狭窄33%。

头颅MRI提示：左侧侧脑室旁、顶叶及小脑半球多发软化灶；两侧侧脑室旁及半卵圆中心多发缺血性改变；左侧大脑脚萎缩，老年性脑改变(图1)。

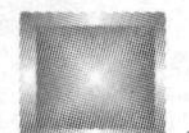

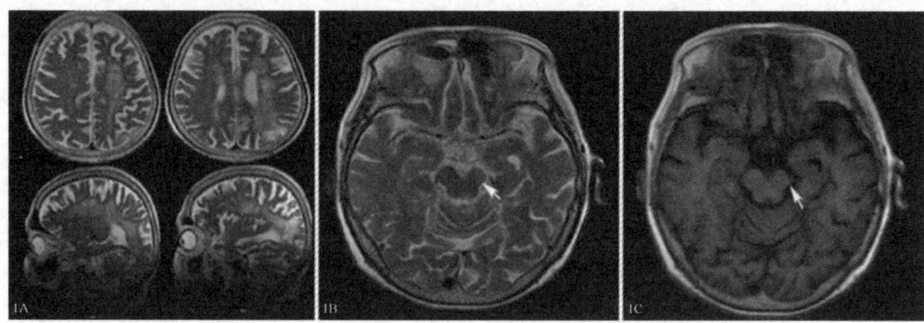

图 1　横断位和矢状位 T2WI 提示左侧侧脑室旁高信号，考虑陈旧性脑梗死(A)；横断位 T1\T2WI 提示左侧大脑脚萎缩(白箭头)(B,C)

入院后给予左乙拉西坦抗癫痫，及正规脑卒中二级预防等治疗，患者未再出现肢体抽搐，情况好转而出院。

出院诊断：

①脑梗死后遗症期：

继发性癫痫；

锥体束华勒氏变性；

②心房颤动；

③冠状动脉粥样硬化性心脏病。

2　讨论

患者因肢体抽搐入院，病程中无发热、无头痛，结合既往大面积脑梗史，考虑脑梗后继发性癫痫。卒中后癫痫(post epilepsy，PST)是脑卒中后常见的并发症，2 周内发生称之为早发性癫痫，2 周后称为晚发性癫痫。研究发现约 11％的癫痫发作与卒中有关。出血性卒中、皮层性梗死、大面积梗死是 PST 发作的高危因素，脑出血或蛛网膜下腔出血引起 PST 的机率在 8％～15％，脑梗后发生率在 2％～67％，报道不一。近期研究发现，随着卒中后时间推移，PST 发生率增高。语言障碍、视觉忽视、视野缺损、年龄轻和卒中严重程度均与 PST 发病有关[1]。

患者表现另一个特点是左侧大脑脚萎缩，MRI 呈长 T1、长 T2 信号，考虑为脑梗死之后继发的左侧锥体束的华勒氏变性(Wallerian degeneration，WD)。WD 最早由 Waller 于 1850 年描述周围神经轴索损害后出现的远端神经轴索或髓鞘的退行性改变。后来人们发现 WD 也可见于中枢神经系统疾病,病变从内囊贯穿至中脑、桥脑、延髓的皮质脊髓束走行区,还可累及皮质核束、皮质桥脑束及视放射。

WD 不是一种独立疾病,而是皮质及皮质下病变所致的继发性白质通路退行性改变,MRI 检查是目前适合检出的最佳技术。WD 急性期病变局部脑体积无改变或稍肿胀,慢性期萎缩。一般为原发病变后 5～12 周发生,8～12 个月后出现下方脑干萎缩。CT 检查对急性期 WD 不敏感,慢性期可见锥体束走行区局部萎缩。在卒中后不同时期,MRI 表现不一:第 1 期(＜20 天),MRI 无明显异常;第二期(＜2～4 月)由于髓鞘蛋白的破坏组织疏水性增强,质子像和 T2WI 为低信号;第 3 期(数月后),髓鞘消失,轴突胶质增生,组织亲水性增加,T1WI 低信号、T2WI 高信号; 第 4 期(数月至数年),病侧脑干体积缩小萎缩[2]。

DWI 对本病显示较常规序列敏感,可见同侧大脑脚及皮质脊髓束走行的其他部位扩散受限。在一组儿童急性卒中研究的数据中发现,69%的患儿在锥体束走行区出现 DWI 高信号,75%患儿存在严重运动功能障碍(中重度瘫痪),在随访期间(3 月～6.5 年),65%出现 WD 现象[3]。但在另一组成年患者的研究中发现,锥体束的 ADC 信号下降较 DWI 信号更明显,这可能与成年人存在脑干小血管病的机会增多,产生的 T2 穿透效应会影响 DWI 信号的判断[4]。DTI 亦可早期发现病变,在大脑中动脉梗死患者发病 30 天后的病灶同侧皮质脊髓束脑干区 FA 值较对侧减低,rFA 值($FA_{受累侧/未受累侧}$)与运动功能缺损明显相关[5]。

脑梗死发生后,该部位的皮层或皮层下白质因缺血而坏死,锥体细胞与其轴突的联系被切断,锥体束失去了营养来源,即发生 WD。锥体束体积的变化需要在卒中后数月才能见到,大脑脚区由于纤维束平行,且横断位锥体束面积占 25%,较脑干其他区域更适合观察 WD(如本例)。由于大脑脚并不含有细胞体,因此萎缩不是跨突触变性的结果。研究表明大脑脚萎缩的程度与半球缺病灶血累及锥体束的范围有关,而非单纯的梗死面积大小[6]。

需要注意的是肌萎缩侧束硬化等累及锥体束的神经变性并不一定出现大脑脚萎缩,反而出现延髓的萎缩。这可能与神经变性疾病锥体束的逆向变性有关。

参考文献

1. Graham NS, Crichton S, Koutroumanidis M, et al. Incidence and associations of poststroke epilepsy: The prospective South London Stroke Register. Stroke, 2013, 44: 605-611.

2. De Simone T, Regna-Gladin C, Carriero MR, et al. Wallerian degeneration of the pontocerebellar fibers. AJNR Am J Neuroradiol, 2005, 26: 1062-1065.

3. Domi T, deVeber G, Shroff M, et al. Corticospinal tract pre-wallerian degeneration: A novel outcome predictor for pediatric stroke on acute MRI. Stroke, 2009, 40: 780-787.

4. DeVetten G, Coutts SB, Hill MD, etal. Acute corticospinal tract Wallerian degeneration is associated with stroke outcome. Stroke, 2010, 41: 751-756.

5. Puig J, Pedraza S, Blasco G, etal. Wallerian degeneration in the corticospinal tract evaluated by diffusion tensor imaging correlates with motor deficit 30 days after middle cerebral artery ischemic stroke. AJNR Am J Neuroradiol, 2010, 31(7): 1324-1330.

6. Mark VW, Taub E, Perkins C, etal. Poststroke cerebral peduncular atrophy correlates with a measure of corticospinal tract injury in the cerebral hemisphere. AJNR Am J Neuroradiol, 2008, 29: 354-358.

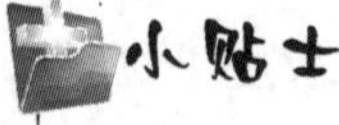

卒中后存在继发脑结构与功能损害。

自发性低颅压引起的脑静脉血栓形成

1 病例简介

患者,女性,39 岁,农民,因“头痛 18 天,右侧肢体无力 8 天”来急诊就诊。患者 18 天前无明显诱因下出现头痛,为偏侧或全头部搏动性疼痛或胀痛,基本呈持续性,平卧位头痛程度减轻,坐起后头痛加重,伴耳鸣及头晕,无视物旋转,无恶心呕吐,无视物模糊,当地医院行头颅 CT 检查未见异常,服用止痛药物无明显疗效。头痛逐渐加重,站立位时头痛较剧难忍,4 天后于当地医院住院治疗,行头颅 CT 检查未见异常,腰椎穿刺提示血性脑脊液压力低(具体不详),诊断为低颅压,予补液等治疗,头痛有所减轻,站立时疼痛可以忍受。住院期间出现一次发作性意识丧失,双眼上翻,牙关紧闭,无明显肢体抽搐,持续约 1 min 左右自行缓解,行头颅 MRI 检查未见明显异常,未予抗癫痫治疗。出院 3 天后头痛加重,8 天前突发右侧肢体无力,右上肢活动不利,右下肢活动不能,无麻木疼痛,无言语不清,无复视耳鸣,无吞咽困难,无饮水呛咳,无畏寒发热。

既往否认高血压、糖尿病、心脏病、肿瘤、血液系统疾病等病史。否认结核、肝炎等传染病史。阑尾切除术后,否认外伤史。否认药物食物过敏史。否认避孕药服用史,否认个人或家族凝血功能障碍性疾病史和药物毒物接触史。否认烟酒嗜好。

体格检查:生命体征平稳,神清,精神差,言语尚流利,双侧瞳孔等大等圆 4 mm,对光反射灵敏,双侧眼球各向运动自如,未及眼震。双侧鼻唇沟对称,示齿口角无歪斜。双侧软腭上抬可,悬雍垂居中,双侧咽反射存在。伸舌居中。转头、耸肩肌力可。颈抵抗(+)。右上肢肌力 4 级,右下肢肌力 0 级,右侧肢体肌张力未见明显异常。左侧肢体肌力肌张力未见明显异常。双侧腱反射对称存在。右侧 Babinski 征(±),左侧

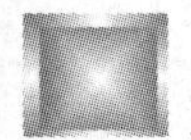

Babinski 征(—),双侧深浅感觉对称存在。心肺听诊无殊。

实验室检查:血、尿、粪三大常规。肝肾功能、凝血功能、术前四项等。

心电图:大致正常。

头颅 CT 提示:左额叶高密度影,考虑为出血(图 1A)。

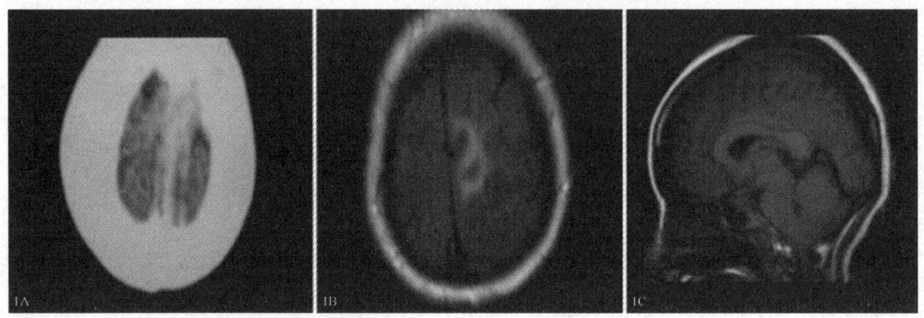

图 1　CT 示左侧额叶高密度灶(A);T2 FLAIR 示左侧半球条索状高信号(B); 矢状位 MRI 示小脑扁桃体下移(C)

给予补液、抑酸、防止血管痉挛等治疗,入院当天 11 时 10 分突发右侧上下肢抽搐,头向右转,口角右歪,5 s 后出现全身强直-阵挛发作,口唇发绀,右上肢屈曲,左上肢伸直,双下肢伸直,全身抽搐,伴尿失禁,持续约 1 min 左右抽搐缓解,但仍意识不清,予鲁米那 0.1 g 肌注,转入抢救室,予留置胃管,留置导尿,静脉营养,抗癫痫,补液,抑酸,防止血管痉挛等治疗,约 1 天后患者意识转清,未再出现意识不清及抽搐发作。

头颅 MRI 提示:双侧颅板下大脑半球表面可见狭长分布的长 T2 信号,左额叶可见长 T2 迂曲条状信号异常,T2 FLAIR 呈高信号(图 1B)。T1 矢状位可见小脑扁桃体下移(图 1C)。

行腰椎穿刺检查,测脑脊液压力 0 mmH_2O,予生理盐水 40 ml 鞘内注射后测脑脊液压力 120 mmH_2O。

为明确脑出血原因,行 DSA 检查示上矢状窦前 1/3 未见显示,左侧皮层静脉稀疏(图 2)。

给予大剂量补液及低分子肝素抗凝治疗,患者头痛症状渐缓解,右侧肢体力量较前好转而出院。

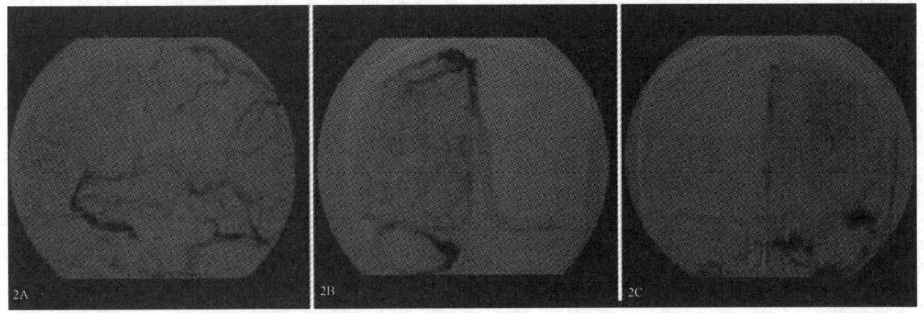

图 2　DSA 示上矢状窦前 1/3 显示不清(A)；右侧半球皮层静脉显示清晰(B)，左侧显示稀疏(C)

出院诊断：

①脑静脉血栓形成；

②自发性低颅压综合征；

③症状性癫痫。

2　讨论

脑静脉血栓形成(cerebral venous thrombosis，CVT)是脑血管病的少见类型，发病率大约为 5/100 万，占脑卒中 0.5%～1%，女性较男性显著高发，可达 62%～75%。尽管发病年龄轻、发病病率低，但有很高的致残性和致死率[1]。CVT 依据发病静脉分布的不同分成皮质静脉血栓、大脑深静脉血栓、静脉窦血栓、颈静脉血栓等。不同类型的 CVT 可以单独发生，有的可以复合存在。CVT 表现多样且无特异性，常见症状有头痛、呕吐、视乳头水肿等颅高压表现，轻者可无症状，重者出现偏瘫、失语甚至昏迷，这给早期诊断带来困难。崔芳等总结了 163 例颅内静脉窦血栓形成患者的临床特点，临床症状有头痛、运动感觉障碍、癫痫、昏迷、失语、精神症状等，其中头痛最常见[2]。

上矢状窦是脑静脉血栓最常见的发生部位，可出现颅内高压症状，双下肢瘫痪、局限性下肢抽搐或全身抽搐，大小便失禁、呆滞、嗜睡甚至昏迷。这些症状都是血栓累及上矢状窦的后方，血栓局限于上矢状窦前段时，可无明显症状和体征[3]。因此，本例患者虽上矢状窦前 1/3 显影欠佳，但右侧肢体无力主要是左侧皮层静脉受累所致。皮质静脉血栓形成的症状与静脉窦血栓形成或大脑深静脉血栓形成不同，由于颅内压不高，头痛和意识丧失症状少见[4]。

皮层静脉血栓的影像学包括直接征象和间接征象，前者在CT上可见静脉血栓为"条索"征，MRI有时难以鉴别，尤其在血栓急性期，血栓在急性期呈T1等信号，T2WI低信号，易误为血管流空效应。3～7天后，血栓在T1WI和T2WI均为高信号，易于识别。MRV可以显示皮质显影不明显[5]。MRV可以显示较大的皮层静脉血栓形成，对于小的皮层静脉并不敏感，若是孤立性皮层静脉血栓(isolated cortical vein thrombosis，ICVT)通常通过全脑血管造影分析一些间接影像如静脉侧支循环、静脉扭曲或静脉相延迟来诊断。皮质静脉血栓可存在磁化敏感性，T_2^* GE成像有助于发现病变，表现为低信号，带状或蛇行状等，有助于早期诊断。而且不同血栓期，常规信号改变较快不同，T_2^* GE发现的病变在诊断或治疗后可持续数周甚至数年[6]。

原发性低颅压(spontaneous intracranial hypotension，SIH)是头痛的少见原因，直立性头痛是其最常见的临床特征，但不一定是持续性双侧搏动性或非搏动性头痛，还包括额部、额枕部、枕部或全头部。临床尚有颈部疼痛或僵硬感，恶心、呕吐、头晕、耳鸣、复视、眼球震颤等症状，少见症状尚有共济失调、根性症状、痴呆和帕金森氏综合征表现[7,8]。

影像学检查有助于诊断SIH，头颅CT在部分患者可发现硬膜下积液或蛛网膜下池模糊及脑室缩小，但敏感性不及头颅MRI检查。SIH在MRI中的特征性表现为硬膜下积液或血肿，硬脑膜强化、静脉窦扩张、垂体充血或脑下垂[8]。

研究发现SIH是引起颅内静脉血栓事件的少见原因之一，根据Monro-Kellie定律，颅腔内容量是一定的，脑脊液容量减少，必然会导致静脉扩张充血，引起硬脑膜肥厚强化、颅内静脉和静脉窦、脊髓硬膜外静脉丛扩张及垂体肥大等。颅内静脉或静脉窦扩张或导致血流速度减慢，有研究发现在腰穿后发现直窦平均血流速度下降47%，并可持续数小时[9]。SIH因为静脉充血，血流淤滞，损伤血管内皮细胞从而导致静脉和静脉窦血栓形成。

本例患者初起表现为体位性头痛，腰穿发现为颅压下降，补液后症状缓解，既往无外伤或硬膜外麻醉等病史，SIH相关性头痛诊断明确。

其后出现癫痫、右侧肢体偏瘫，头颅 MRI 显示左侧额叶“条索”征，结合 DSA 表现，低颅压在前，局灶症状在后，SIH 合并脑静脉血栓明确。我们推测最早是累及上矢状窦血栓，逐渐向后发展，累及到皮层静脉时，出现了神经系统症状。

由于 SIH 合并脑静脉血栓少见，治疗多为个体化经验。由于皮层静脉血栓临床症状轻，抗凝治疗效果较好。本例患者第一次腰穿补液后头痛症状改善，而第二次腰穿发现颅内压为 0 mmH_2O，提示低颅压没有很好控制，才导致神经系统并发症的出现，因此积极补液、影像学寻找脑脊液漏，从根本上纠正引起静脉血栓事件的病理生理机制非常重要。

参考文献

1. Saposnik G, Barinagarrementeria F, Brown RD Jr, et al. Diagnosis and management of cerebral venous thrombosis: A statement for healthcare professionals from the American Heart Association/American Stroke Association. Stroke, 2011, 42: 1158-1192.

2. 崔芳，周志彬，李懋，等. 颅内静脉窦血栓形成 163 例的临床特点及预后分析. 中华神经科杂志，2013，46：806-810.

3. 王建桢，凌锋，吉训明. 上矢状窦血栓形成诊断与治疗进展. 中华神经医学杂志，2006，10：1079-1080.

4. Rathakrishnan R, Sharma VK, Luen TH, et al. The clinico-radiological spectrum of isolated cortical vein thrombosis. J Clin Neurosci, 2011, 18: 1408-1411.

5. Duncan IC, Fourie PA. Imaging of cerebral isolated cortical vein thrombosis. AJR Am J Roentgenol, 2005, 184: 1317-1319.

6. Boukobza M, Crassard I, Bousser MG, Chabriat H. MR imaging features of isolated cortical vein thrombosis: Diagnosis and follow-up. AJNR Am J Neuroradiol, 2009, 30: 344-348.

7. O'Brien M, O'Keeffe D, Hutchinson M, et al. spontaneous intracranial hypotension: Case reports and literature review. Ir J Med Sci, 2012, 181: 171-177.

8. Haritanti A, Karacostas D, Drevelengas A, et al. spontaneous intracranial hypotension: clinical and neuroimaging findings in six cases with literature review. Eur J Radiol, 2009, 69: 253-259.

9. Canhão P, Batista P, Falcão F. Lumbar puncture and dural sinus thrombosis—A causal or casual association? Cerebrovasc Dis, 2005, 19: 53-56.

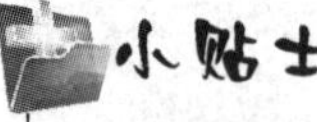

低颅压可引发脑静脉血栓事件。

被感染病科收治的脑静脉窦血栓形成

1 病史资料

患者，女性，16岁，因“头痛1周，恶性呕吐4天”入院。患者1周前开始出现头痛，一侧为主，持续性胀痛，程度不剧，无畏寒发热，无恶心呕吐，无腹痛腹泻，无颈项强直，当时未予及时治疗。4天前突发恶心呕吐，头痛加重，程度剧烈，当地医院急诊治疗，予抗病毒、抗细菌感染治疗，症状无明显缓解，遂来我院急诊。

既往体健，无高血压、糖尿病史，无肝炎结核史，无外伤手术史。

急诊腰椎穿刺示压力大于400 mmH_2O，常规正常，脑脊液蛋白0.02 g/L，墨汁染色阴性。血常规：白细胞14.4×10^9/L，Hb 132 g/L，血小板162×10^9/L。急诊头颅MRI报告“未见明显异常”。

临床考虑病毒性脑炎，收入我院感染病科。患者入院当天夜晚出现左侧肢体偏瘫伴有持续头痛，后开始出现反复肢体抽搐，每次持续1～5 min，伴双眼上翻，无两便失禁，无自咬伤。

神经内科会诊后阅片认为，MRI示上矢状窦流空消失，窦内存在T1、T2稍高信号，考虑颅内静脉窦血栓形成可能(图1)，复查头颅CT提示患者右侧额叶低密度灶(图2，2～9片)，建议转科。

转科后辅助检查：生化全套、凝血系列、抗核抗体谱、ANCA系列等未见明显异常。头颅MRV提示上矢状窦静脉血栓考虑；两侧横窦、乙状窦浅淡显示，局部管腔显示不佳，血栓形成考虑。

给予普通肝素抗凝治疗，将APTT控制在60～80 s之间，患者头痛仍剧烈。同时给予甘露醇、白蛋白、速尿等药物脱水降颅压治疗，左乙拉西坦片控制癫痫。患者临床症状未见明显好转，复查腰穿提示脑脊液压力大于400 mmH_2O，在获得家属同意后给予静脉窦内机械性碎栓及溶栓治疗，术中造影提示患者上矢状窦、两侧横窦、乙状窦浅淡显示，局部

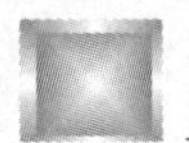

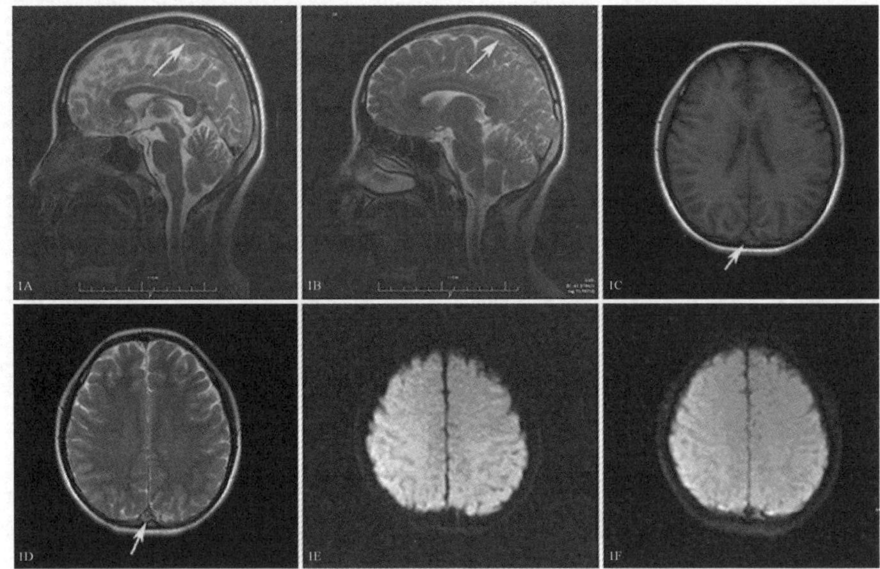

图1　头颅MRI提示T2WI矢状位提示上矢状窦流空消失，窦内存在等高-略高信号改变(白箭头)(A,B)；T1WI横断位提示上矢状窦流空消失，窦内存在稍高信号改变(白箭头)(C)；T2WI横断位提示上矢状窦流空消失，窦内存在等高-略高信号改变(白箭头)(D)；DWI成像未见明显异常实质内改变(E,F)

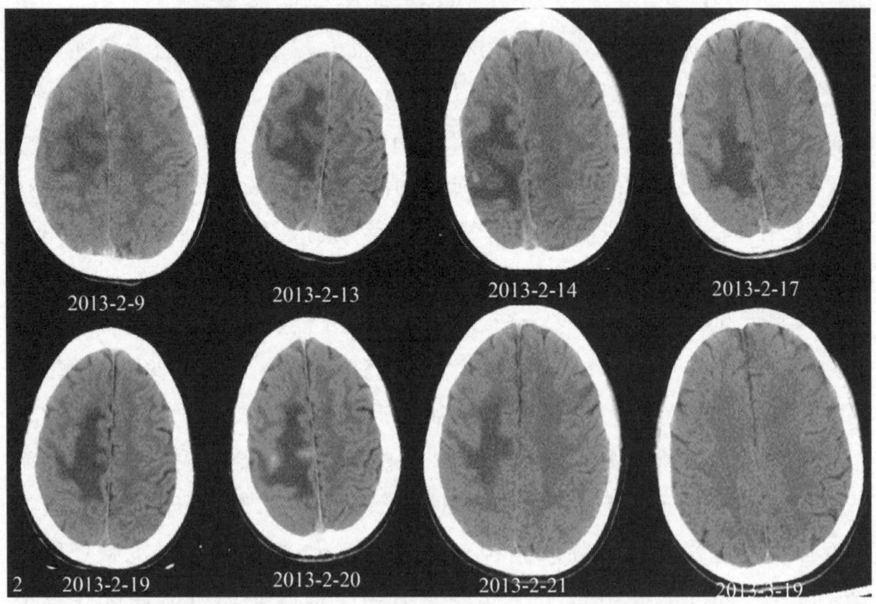

图2　入院期间患者头颅CT动态复查情况，术前CT示右侧大脑半球低密度灶，伴有出血，经治疗后复查CT示病灶吸收

管腔显示不佳(图 3)。术后复查 CT 提示右侧额叶低密度灶周围水肿较前好转,存在少量渗血(图 2,2～21 片)。术后给予普通肝素抗凝治疗,维持 APTT 在 80～120 s 之间。术后当天患者头痛消失,1 周后患者左侧肢体肌力恢复,给予改低分子肝素抗凝治疗;2 周后复查头颅 MRV 提示静脉窦显示良好,给予过渡为华法林抗凝治疗,维持 INR 在 2～3 之间,维持时间 1 年,同时继续左乙拉西坦控制癫痫治疗。在发病 1 年时复查头颅 MRV 提示静脉窦显示良好,给予停用华法林、左乙拉西坦等药物。

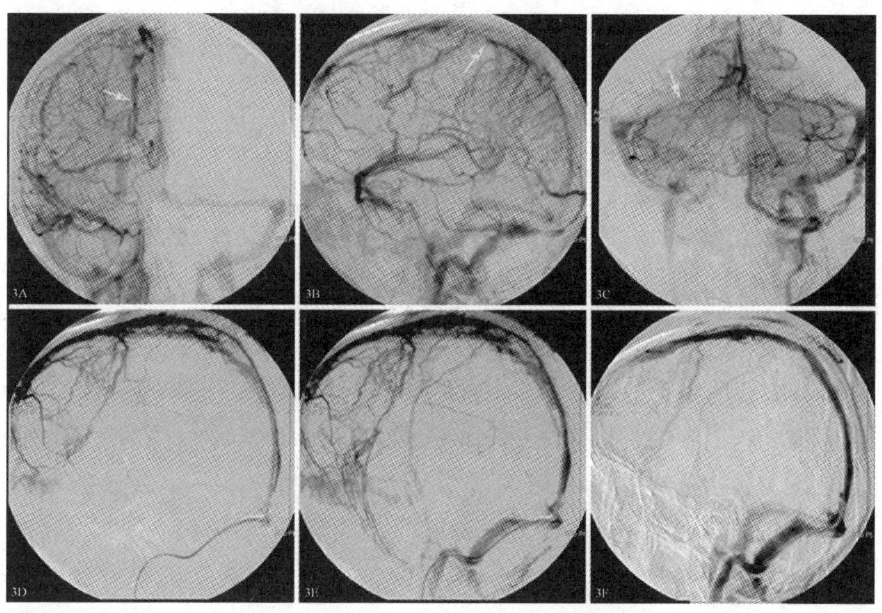

图 3　DSA 及取栓术中图片。右颈内动脉颅内段造影静脉窦期提示上矢状窦、右侧横窦显示不佳,血栓形成(白箭头)(A,B);左侧椎动脉造影颅内段静脉窦期提示右侧横窦显示不佳,血栓形成(白箭头)(C);右侧横窦及上矢状窦内接触性溶栓及取栓术中图片(D,E);取栓术后提示静脉窦及上矢状窦血流通畅显示良好(F)

最终诊断:

脑静脉窦血栓形成:

　上矢状窦、横窦血栓形成;

　静脉性梗死伴出血。

2 讨论

颅内静脉系统血栓形成(cerebral venous sinus thrombosis,CVST)是指由多种病因引起的以脑静脉回流受阻,常伴有脑脊液吸收障碍导致颅内高压为特征的特殊类型脑血管病,在脑血管病中占0.5%～1.0%[1]。造成本病主要是一些可以造成血液高凝状态,血液因而淤滞的疾病或综合征,如血液病(如血小板增多,某种白血病),某些遗传异常的疾病(如蛋白C或S缺乏),妊娠后期或长期服用避孕药者,恶液质、严重脱水,某些免疫性疾病(如Behcet病、红斑狼疮),局部的头、面、耳部创伤或感染、肿瘤等,均可以导致静脉窦壁受到损害等[2]。

脑静脉窦血栓形成的影像直接表现为:①条索征(cord sign),静脉窦内血栓呈高密度带状影,在低密度梗死区的衬托下呈“带征”或“条索征”;②空三角征(delta sign),增强扫描在上矢状窦中心出现三角形密度减低区,周围包绕高密度环,三角形低密度影代表窦内血栓块。间接征象包括:弥漫性或局灶性水肿、缺血性或出血性改变及狭小脑室、大脑镰和小脑幕的强化等改变[3,4]。Yuh等[5]将脑静脉窦闭塞的MRI表现划分为3组:①脑肿胀不伴T2加权成像(T2WI)异常信号;②脑肿胀伴T2WI异常信号;③T2WI异常信号伴血肿和脑水肿。在诊断颅内静脉窦血栓形成的过程中,无法忽视的是脑静脉窦的解剖变异。文献研究表明[6],31%的患者存在一侧横窦发育不良,不应误诊为静脉窦血栓形成。但是静脉窦血栓形成的诊断仍不能忽视临床特点,当不能确诊时可进行全脑血管造影明确患者脑血流循环的时间,甚至直接进行测压以明确。

中国脑静脉窦血栓形成及美国卒中协会指南[7,8]推荐应积极治疗病因,对于感染性血栓应及时足量足疗程使用敏感抗生素治疗;原发部位化脓性病灶必要时可行外科治疗,以彻底清除感染来源。对于无抗凝禁忌的CVST应及早进行抗凝治疗,急性期使用低分子肝素;如使用普通肝素,应使部分凝血活酶时间延长至少1倍,疗程可持续1～4周。经足量抗凝治疗无效,且无颅内出血的重症患者,可在有监护的条件下慎重实施局部溶栓治。对于治疗前已存在颅内出血或其他方法无效的

CVST 患者，在有神经介入治疗条件的医院经导管机械取栓术可以作为一种可供选择的治疗方法。同时应积极给以预防和治疗并发症如颅内高压、继发性癫痫等。

本例患者为青少年女性，否认特殊疾病病史，急性起病并快速进展；临床诊疗过程中开始诊断为病毒性脑炎，给予抗病毒等诊疗，治疗效果不佳，患者病情进展开始出现继发性癫痫，头痛加重等情况。在后续的影像评估中发现患者上矢状窦内弥漫性血栓形成，给予抗凝、机械性取栓术后患者临床症状缓解，预后良好。

本例患者临床初期误诊的主要原因是我们对于颅内动脉窦血栓形成的间接征象没有足够的重视。患者虽急性起病，颅压高，但病程中无呼吸道或肠道感染、无发热、脑脊液细胞数无增高等颅内感染常见表现，因此诊断病毒性脑炎依据是不充分的。

参考文献

1. Bousser MG, Ferro JM. Cerebral venous thrombosis: An update. Lancet Neurol,2007,6:162-170.

2. 中华医学会神经病学分会脑血管学组卒中诊治指南编写组. 中国颅内静脉系统血栓形成诊断和治疗指南. 中华神经科杂志,2012,45:818-823.

3. 李存江，王桂红. 脑静脉窦血栓形成的早期诊断与治疗. 中华神经科杂志,2002,35:65-67.

4. Leach JL, Fortuna RB, Jones BV, Gaskill-Shipley MF. Imaging of cerebral venous thrombosis: Current techniques, spectrum of findings, and diagnostic pitfalls. Radiographics, 2006,26(Suppl):S19-S41.

5. Yuh WT, Simonson TM, Wang AM, Koci TM, Tali ET, Fisher DJ, Simon JH, Jinkins JR, Tsai F. Venous sinus occlusive disease: MR findings. AJNR Am J Neuroradiol,1994, 15:309-316.

6. Ayanzen RH, Bird CR, Keller PJ, McCully FJ, Theobald MR, Heiserman JE. Cerebral MR venography: Normal anatomy and potential diagnostic pitfalls. AJNR Am J Neuroradiol, 2000,21:74-78.

7. Gulati D, Strbian D, Sundararajan S. Cerebral venous thrombosis: diagnosis and management. Stroke,2014,45:e16-e18.

8. Saposnik G, Barinagarrementeria F, Brown RD Jr, Bushnell CD, Cucchiara B, Cushman M, deVeber G, Ferro JM, Tsai FY; American Heart Association Stroke

Council and the Council on Epidemiology and Prevention. Diagnosis and management of cerebral venous thrombosis: A statement for healthcare professionals from the American Heart Association/American Stroke Association. Stroke,2011,42:1158-1192.

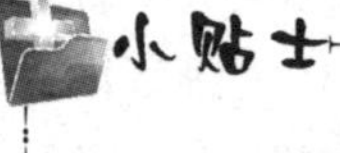

熟悉静脉窦血栓形成的间接征象非常重要。

以偏侧舞蹈症为首发表现的海绵状血管瘤*

1 病例简介

患者,女,83岁,因“右侧肢体不自主运动20余天”就诊于我院急诊。患者入院前20余天前无明显诱因出现右手不自主抖动,症状逐渐加重,出现右侧肢体不自主运动,为快速、无目的、无节律、粗大舞蹈样动作,伴右侧噘嘴、舌部不自主活动,意志不能控制,夜间入睡后症状消失。曾服用氯硝安定,症状无明显改善。病程中无发热、头痛和认知功能改变,无肢体麻木无力。

既往史:4年前曾出现右侧肢体不自主运动,查头颅CT未见异常,口服氯硝安定20余天后症状消失。否认高血压、糖尿病、系统性红斑狼疮、头部外伤史。否认服用精神病药物史。无烟酒嗜好,否认家族性舞蹈病史。

体格检查:BP 105/70 mmHg,神志清楚,言语流利,右侧上下肢不自主快速、无目的、无节律、粗大舞蹈样动作,同时伴有右侧噘嘴、舌部不自主活动。四肢肌力5级,病理征(-),深浅感觉对称存在。

实验室检查:血常规、尿常规、便常规正常;生化全套:空腹血糖6.4 mmol/L(3.9~6.1 mmol/L),余基本正常。

ESR、ANA、抗dsDNA抗体、ANCA、甲状腺功能全套、补体、肿瘤标记全套、血涂片结果均正常,糖耐量试验未做。

TCD未见明显异常。头颅CT:未见明显梗死和出血病灶。

头颅MRI示左侧苍白球小圆形病变,内部为长T1、长T2信号,周围薄层短T2信号,考虑含铁血黄素沉积(图1)。增强后病灶中心强化。考虑海绵状血管瘤可能。

全脑血管造影检查未见颅内动脉瘤及脑动静脉畸形征象。神经外

* 本文据“以偏侧舞蹈症为首发表现的海绵状血管瘤(中国卒中杂志,2009(1))”修改

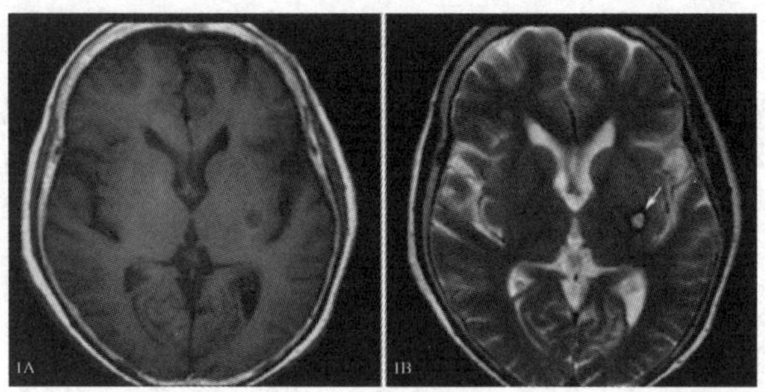

图1　T1WI示左侧苍白球小圆形病灶为低信号(A)；T2WI示病灶为高信号，周围薄层高信号(B)

科会诊建议药物保守治疗，给予口服氟哌啶醇，症状明显缓解后出院。

出院诊断：

①左基底节区海绵状血管瘤；

②右侧偏身舞蹈病；

③葡萄糖耐量减退可能。

2　讨论

患者为老年女性，无明显诱因下急性起病，体格检查除右侧偏身舞蹈症外未见其他神经系统局灶性定位体征，辅助检查排除了引起偏侧舞蹈症的常见原因。结合其头颅MRI和脑血管造影，考虑出现右侧偏身舞蹈症的责任病灶为左侧基底节区海绵状血管瘤。

颅内海绵状血管瘤(intracranial cavernous angioma，ICA)是脑血管畸形的一种，是由单层上皮构成的丛状薄壁的血管窦样组织，其间由胶原基质等无定形物质分隔，窦壁缺乏弹力纤维及肌肉组织，窦间不含正常脑组织。其发病率约为0.4%～0.9%，可发生于各个年龄段，无明显性别差异，大多数病灶位于幕上，位于基底节的仅占4.8%[1]。由于大小、部位、出血倾向的异质性，脑海绵状血管瘤可引起众多临床症状，主要表现为癫痫、出血、局灶性神经功能缺损、头痛、颅内压增高等[1]。以偏侧舞蹈症为主要表现的脑海绵状血管瘤比较少见，国外先后报道了数例主要表现为偏侧舞蹈症的脑海绵状血管瘤，病灶多位于尾状核[2,3]，仅一例位于豆状核(壳核)[4]，目前国内尚无相关报道。

偏侧舞蹈症的发病机制可能是基底节区与大脑皮质运动区之间神经网络功能障碍的结果[5]。根据皮质—纹状体—苍白球—丘脑—皮质环路模型，正常情况下，纹状体通过直接和非直接投射径路来调节人体活动。直接投射环路由纹状体投射到苍白球内侧部，经丘脑投射到皮质运动区域形成环路。非直接投射环路由纹状体至苍白球外侧部，经丘脑底核返回至苍白球内侧部，以后投射路径与直接投射路径相同。刺激直接投射路径引起苍白球内侧部神经元活动受抑制，意向性活动增加；而刺激非直接环路引起至苍白球内侧部神经元兴奋，抑制非意向性活动。从黑质致密部到纹状体的多巴胺能投射束通过调节壳核的活动对该系统起调节作用。当各种原因引起纹状体至苍白球外侧部的 γ-氨基丁酸能抑制性投射中断时，苍白球外侧部神经元活动释放，丘脑底核神经元活动减少，苍白球内侧部神经元兴奋减少，从而导致非意向性活动增加，产生偏侧舞蹈症。推测该患者可能是左基底节区海绵状血管瘤引起局部含铁血黄素沉积和胶质增生，损害了非直接投射环路，引起苍白球内侧部活动减少，非意向性活动抑制减少，产生右侧舞蹈症的表现而无其他神经系统症状和体征。

几乎每例 CA 都可见到继发性病灶内反复出血，多数病人头颅 CT 表现为圆形或结节状高密度影，但是若病灶较小或呈等密度，可能漏诊。而头颅 MR 能直接形成水平、矢状及冠状图像，在不同时期表现不一，在定位、定性诊断更为精确。该患者 4 年前的发作与此次表现一致，由于治疗有效未进一步行 MRI 检查，但考虑责任病灶仍是左侧海绵状状血管瘤，因此对此类病人，行头颅 MRI 检查十分重要。

参考文献

1. Bertalanffy H, Benes L, Miyazawa T, et al. Cerebral cavernomas in the adult. Review of the literature and analysis of 72 surgically treated patients. Neurosurg Rev, 2002, 25: 1-53.

2. Carpay HA, Arts WF, Kloet A, et al. Hemichorea reversible after operation in a boy with cavernous angioma in the head of the caudate nucleus. J Neurol Neurosurg Psychiatry, 1994, 57: 1547-1548.

3. Yakinci C, Durmaz Y, Korkut M, et al. Cavernous hemangioma in a child presenting with hemichorea: Response to pimozide. J Child Neurol, 2001, 16: 685-688.

4. Donmez B, Cakmur R, Uysal U, et al. Putaminal cavernous angioma presenting with hemichorea. Mov Disord, 2004, 19:1379-1380.

5. Cardoso F, Seppi K, Mair KJ, et al. Seminar on choreas. Lancet Neurol, 2006, 5:589-602.

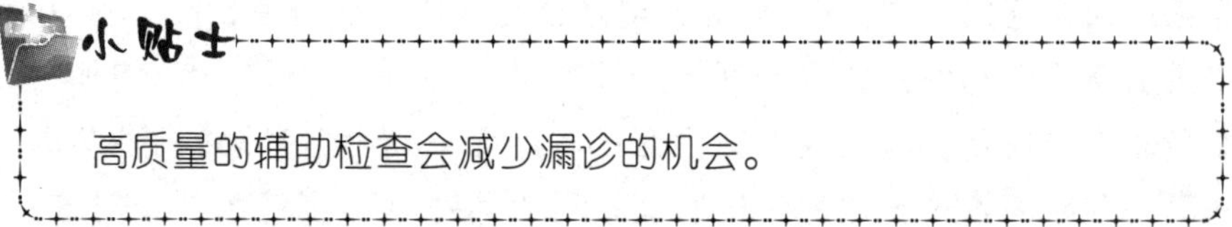

以头痛和复视为主要表现的基底动脉瘤

1 病例简介

患者,女,64 岁,因"头痛 20 余天,复视 3 天"入院。患者 20 余天前无明显诱因下出现头痛,呈全头部持续性胀痛,伴有恶心呕吐,同时伴有视物不清晰感,并出现一过性左耳听力减退,持续几分钟后听力好转,至当地医院就诊,查颅脑 CT 平扫未见明显异常。予甘露醇及丹参等输液治疗,头痛无明显好转,后曾口服甲钴胺营养神经治疗,头痛仍未减轻,复查颅脑 MRI 平扫未见异常征象。予口服强的松 10 mg, 3 次/日治疗,头痛稍有减轻。3 天前出现视物成双,无呕吐,无症状波动,为进一步诊治收住我科。病来饮食睡眠可,两便无殊,体重无明显增减。

既往有高血压史 10 年,口服厄贝沙坦,血压控制尚可,否认冠心病、糖尿病、肾病史、肺结核、病毒性肝炎等病史。有磺胺类过敏史,无手术外伤史。

体格检查:T 36.2℃, P 66 次/min, R 19 次/min, BP 110/71 mmHg,神志清,精神软。双侧瞳孔等大等圆,对光反射灵敏,右眼外展轻度受限,鼻唇沟两侧对称,伸舌居中。颈软无抵抗,四肢肌力 5 级,肌张力不高,双侧腱反射对称,双侧病理征(一)。心肺腹查体无殊。

实验室检查:血常规:白细胞计数 10.1×10^9/L,中性粒细胞(%) 69.9%,淋巴细胞(%) 22.9%。甲状腺功能:甲状腺过氧化物酶抗体 284.0 IU/ml(0~100 IU/ml),余正常。肝肾脂糖电解质、肿瘤标志物、常规四项、凝血功能、血沉等未见明显异常。

心电图示正常。

颅底 MRI 平扫+增强扫描示基底动脉桥脑段管径偏"宽"(图 1A)。

颈部血管 CTA 示:基底动脉可见局部呈瘤样扩张,基底部宽约 2.5

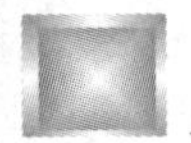

mm，两侧颈总动脉、颈内外动脉显示良好，走行正常，边缘光整，腔内密度均匀，未见局限性膨隆或狭窄改变(图 1B)。

请神经外科会诊后，择期予全麻下行“全脑 DSA＋基底动脉支架植入＋动脉瘤栓塞术”，术中造影显示基底动脉中段动脉瘤，约 3.5 mm×5 mm 大小，颈宽约 3 mm，近段动脉狭窄(约 50%)，于基底动脉植入支架，并完全栓塞动脉瘤。手术过程顺利，患者经麻醉复苏后安返病房，术后予以营养支持、抗凝等治疗，恢复顺利，患者一般情况好，头晕、复视症状较术前有所缓解。半年后复诊，诉有轻度复视，头颅 CTA 复查未见基底动脉动脉瘤(图 1C)。

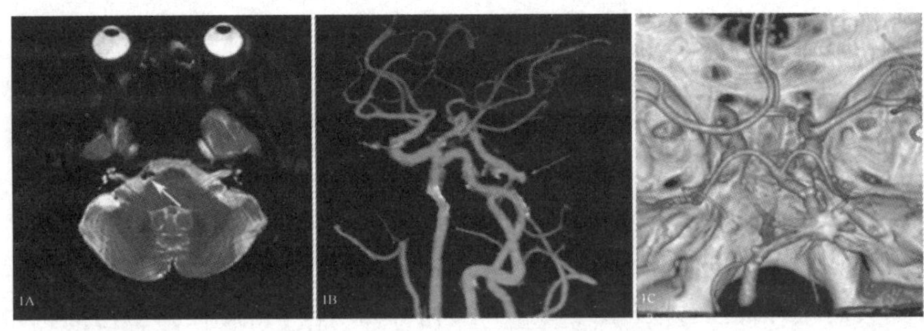

图 1　基底动脉偏于桥脑右侧，且管径偏大(A)；CTA 示基底动脉可见局部瘤样扩张(B)；复查头颅 CTA，动脉瘤消失(C)

出院诊断：

①右侧外展神经麻痹；

②基底动脉动脉瘤；

③高血压病，1 级。

2　讨论

该患者主要表现为头痛和右外展神经麻痹，需考虑头痛及单侧外展神经麻痹的鉴别诊断。引起头痛的病因众多，各种颅内病变如脑血管疾病、颅内感染、颅内肿瘤等均可引起头痛。患者在外院查头颅 CT 和头颅 MRI 检查未见明显异常，基本排除急性脑梗、蛛网膜下腔出血和颅内占位的可能性。患者病程无发热，发病前无前躯感染病史，中枢神经系统感染的依据不充分。患者后来出现右侧外展神经麻痹，为排除颅外占位性病变(如鼻咽癌累及颅底)引起头痛和复视症状,入院后行颅底MRI平扫和增强检查,但结果未显示占位性病变。本拟行腰穿检查,排除炎症性病变可能。仔细阅片后,发现基底动脉偏于桥脑右侧,且管径偏大,当时即考虑有无动脉瘤压迫外展神经可能。颈部血管CTA检查证实基底动脉可见局部呈瘤样扩张,基底部宽约2.5 mm。

未破裂颅内动脉瘤引起头痛的原因不明确,扩张的动脉瘤压迫三叉颅神经或者颅内外的痛敏结构,可引起头痛。更多原因可能为扩张的动脉瘤刺激了血管周围感觉神经末梢,伤害感受传导激活过程最终会引起中枢敏化增强产生头痛症状[1,2]。这也可以解释该患者经脱水、抗炎治疗后,症状缓解不明显。

外展神经在颅底行程最长,受损机会亦最多,局部直接及远离间接的病变均可引起。常见的病因有:糖尿病、脑血管疾病、非特异性颅神经炎、颅底骨折、颅底肿瘤如鼻咽癌等疾病[3,4]。该患者影像学提示动脉瘤偏于脑干右侧,考虑为动脉瘤压迫外展神经所致。研究发现后循环或者后交通动脉瘤破裂出血的风险较前循环动脉瘤大,造影显示直径较大的动脉瘤(直径大于7 mm)较小动脉瘤再出血风险率高。本例患者入院前3天才出现复视,提示动脉瘤在扩张,尽管动脉瘤直径中等大小,仍建议积极手术治疗。

总之,对于无明显诱因下出现的一侧颅神经麻痹伴有头痛的患者需考虑颅内动脉瘤的可能,在常规影像学排除梗死、出血或占位性病变同时,建议完善颅内外血管检查,排除颅内动脉瘤病变可能。

参考文献

1. Lebedeva ER, Gurary NM, Sakovich VP, et al. Migraine before rupture of intracranial aneurysms. J Headache Pain, 2013,14:15.

2. Wiebers DO, Whisnant JP, Huston J 3rd, et al. Unruptured intracranial aneurysms: natural history, clinical outcome, and risks of surgical and endovascular treatment. Lancet,2003,362:103-110.

3. Caroli M, Bertani G, Fetoni V, et al. Bilateral intracavernous carotid artery aneurysms presenting as abducens nerve palsy: Case report. J Neurosurg Sci,2009,53:169-170.

4. Ayberk G, Ozveren MF, Yildirim T, et al. Review of a series with abducens

nerve palsy. Turk Neurosurg,2008,18:366-373.

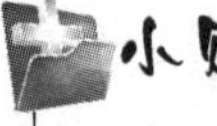

血管造成的病变不仅仅只有梗死和出血,还可以有压迫症状。

伴急性脑梗死的脑干孤立型可逆性后部白质脑病*

1 病例简介

患者,女,36岁,因“右侧肢体无力4天”由急诊入院。患者4天前无明显诱因下出现右侧肢体乏力感,当时未给予重视,第二天病情加重,右手不能端碗和握筷子,站立不稳,伴头晕,恶心、呕吐,当时无头痛、无发热,无肢体抽搐。去当地医院就诊,测血260/140 mmHg,头颅CT检查未见异常,经静脉用药血压控制欠佳(具体不详)而转入我院急诊。

既往否认糖尿病、冠心病史,曾测血压一次偏高,否认吸烟、饮酒史。无药物、食物过敏史。患者诉1年来尿频和夜尿增多,近2～3月体重下降7～8 kg。

体格检查:T 37℃,P 104次/min,R 18次/min,BP 174/93 mmHg,神清,双瞳孔等大、等圆,对光发射灵敏,伸舌右偏,右侧鼻唇沟变浅,右上肢肌力Ⅳ级,右下肢肌力Ⅳ级,左侧肢体肌力Ⅴ级,四肢肌张力正常,右侧巴氏征可疑,左侧巴彬氏征阴性。针刺觉双侧对称。心肺听诊无殊,双下肢无明显浮肿。

实验室检查:血常规示白细胞计数 9.5×10^9/L,中性粒细胞(%)90.2%,淋巴细胞(%)8.2%,血红蛋白110 g/L,血小板计数 148×10^9/L。尿常规:蛋白+++,隐血++。

血生化示:肌酐215 μmol/L(59～104 μmol/L),尿素氮6.15 mmol/L(2.9～8.2 mmol/L),余心肌酶谱、肝功能、血糖正常。尿四样:尿肌酐6.049 mmol/L,尿球蛋白IgG 81.4 mg/L,尿白蛋白671.8 mg/L,尿β2MG 826 mg/L,尿球蛋白13.457 g/mol。尿轻链:L轻链6.61 mg/dl,

* 本文据“Isolated pons variant of posterior reversible encephalopathy syndrome complicated with ischemic stroke in a young patient. (*Neurol Sci.*, 2013, 34(4))”修改

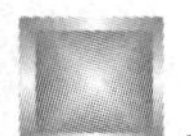

K轻链 19.20 mg/dl。渗透压检查(尿):257 mOsm/kg。

超声心动图示左心增大,左室舒张功能减退,二尖瓣轻度返流。

双肾B超提示双肾慢性肾病图像,双侧肾上腺未见明显增大,未见明显异常回声。

头颅MRI示左侧基底节区见一小块状异常信号灶,边界较清,T2WI呈高信号,T1WI呈稍低信号,DW序列上呈高信号,ADC序列上呈低信号。桥脑可见片状异常信号,T1WI呈稍低信号,T2WI稍高信号,DWI呈等信号,ADC序列上呈稍高信号。余脑实质信号无殊。意见:桥脑、左侧基底节区异常信号,血管源性病变,脑梗死首先考虑,桥脑感染性病变待排(图1)。

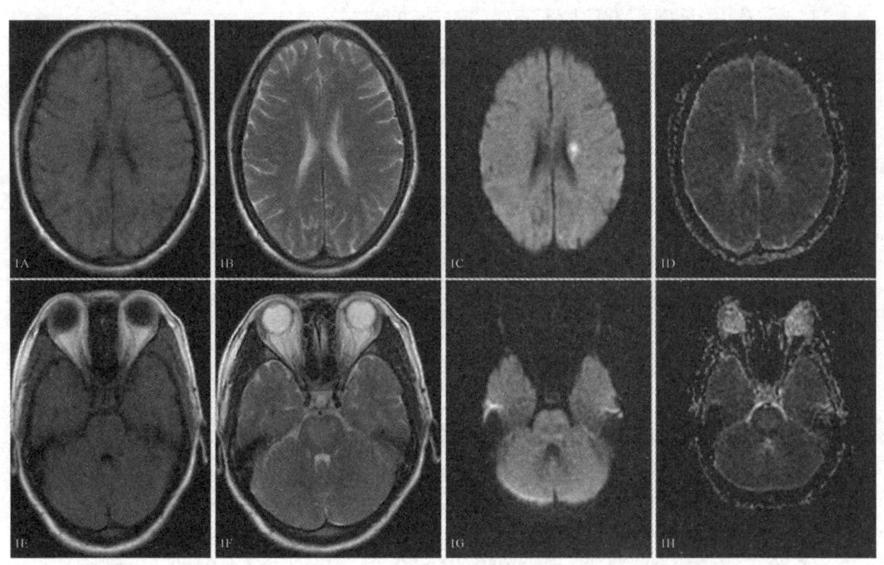

图1　示左侧侧脑室旁急性脑梗死(A～D);桥脑血管源性水肿(E～H)

建议患者行腰穿脑脊液检查,但家属拒绝。先后给予尼卡地平控制血压,前列地尔和三七总皂苷改善微循环治疗,患者血压渐恢复正常,右肢偏瘫症状渐好转,半月后查体:BP波动于120～130/80～85 mmHg,右侧鼻唇沟稍浅,伸舌居中,四肢肌力5级,双侧巴氏征阴性。

复查头颅MRI平扫加DWI示:左侧侧脑室旁可见斑片状长T1、长T2信号灶,DWI及FLAIR序列上呈高信号,边缘欠清。与前比较,脑干病灶消失(图2)。

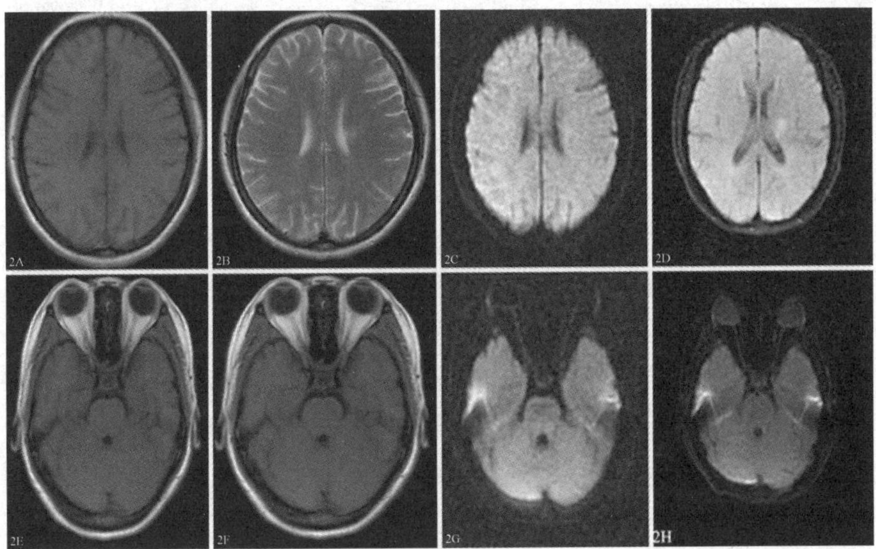

图 2　头颅 MRI 平扫加 DWI 示左侧脑梗死病灶缩小(A～D);桥脑病灶消失(E～H)

出院诊断:

①可逆性后部白质脑病(孤立脑干型);

②急性脑梗死;

③高血压病 3 级,极高危;

④慢性肾功能不全,CKD4 期。

出院后继续口服抗血小板聚集和降压护肾药物,一月后在本院肾病中心行肾脏穿刺,肾脏病理提示 Ig A 肾病(系膜增生型肾小球肾炎)。

2　讨论

可逆性后部白质脑病(posterior reversible encephalopathy syndrome,PRES)是一类影像学上表现为皮质下白质血管源性水肿为特点的综合征,临床表现主要是头痛、意识改变、肢体无力、视觉改变(包括复视或偏盲)、癫痫发作等。诱发 PRES 的原因很多,包括血压的急剧升高,肾功能衰竭、电解质紊乱、低胆固醇血症、药物滥用、子痫、感染和使用免疫抑制等,其中血压突然升高是最常见的原因[1]。

关于 PRES 的病理生理机制,目前仍有争论,鉴于血压突然升高是

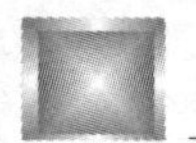

最常见的原因，推测 PRES 与血压的急剧升高导致脑血管自动调节功能失调有关。正常情况下脑血管自动调节的范围是平均动脉压 40～60 到 150～160 mmHg，当血压升高超过极限时，出现脑血管过度扩张、血脑屏障破坏、毛细血管床损害、血管内的液体渗出等病变。脑白质内毛细血管丰富，组织结构疏松，细胞外液较易潴留在白质，同时后循环血管较前循环交感神经纤维分布少，在血流动力学改变时保护性血管收缩能力弱，因此病灶以大脑半球后部为主，包括脑干、双侧小脑半球。但是由于交感神经纤维分布不平均，在大脑额叶、基底节区、皮层甚至脊髓均可出现病变。本病例中患者出现孤立性脑干血源性水肿比较少见，临床发现累及幕下的 PRES，多数伴有肾功能不全和急性高血压[2]，可能与交感神经纤维分布随着年龄、慢性疾病会发生变化有关[3]。部分患者如干细胞移植或者肝肾移植后使用他克莫司，在没有血压波动情况下，也出现 PRES 的表现，这可能与内皮细胞激活、白细胞移行和血管收缩引起的低灌注有关，持续的低灌注可以产生血管源性水肿[4]。

典型 PRES 的 MRI 表现提示大脑半球顶叶后部、颞叶、枕叶出现长 T1 长 T2 信号病灶，多呈双侧分布。少见情况额叶、基底节、小脑半球甚至颈髓均可出现血源性水肿。由于病变为血管源性水肿，因此 FLAIR 表现为高信号，DWI 为等或略高信号，ADC 为高信号，这种影像学的特点有助于和急性脑梗死作鉴别。大多数病灶增强强化不明显，病灶的完全消退是 PRES 定义为“可逆性”的一个原因，一般情况均在数天至数周内不等，时间长者甚至出现一年后病灶完全消退[1]。

本例患者的脑干病变，随着血压的控制，病灶复查消失，加上临床未存在脑干体征，因此最后推测脑干病变是血源性水肿所致，原因可能是长期的慢性肾病，引起血压的一过性升高，破坏了脑血管的自动调节功能，血脑屏障破坏产生血管源性水肿。其孤立性病变可能与交感神经分布的不均匀有关。

本病例初起不确诊的一个重要原因是出现左侧侧脑室旁的脑梗。研究表明，PRES 可以出现不可逆损害，其中脑梗死是常见表现，发病率约在 25%左右。当血管源性水肿压迫水肿区域的小血管，导致小血管阻塞产生脑梗，临床出现神经系统缺损症状，因此脑梗死多位于血管源性水肿区[5]；部分病人由于血脑屏障破坏可能出血，患者 CT 示双侧顶叶出血(图 3),临床出现头痛、癫痫、四肢瘫痪,一度怀疑静脉窦血栓形成,最后经过头颅 MRV 排除。本例患者梗死病灶并未见于文献所报道的水肿区,显然水肿压迫小血管导致梗死的机理无法解释。我们推测,患者存在长期的隐匿性慢性肾病,慢性肾病可以加速包括脑血管在内的血管动脉硬化,肾病相关的代谢异常和内皮细胞损害,同样在一定程度上损害脑小血管导致血管狭窄。突发的血压升高,可引起血管收缩物质的释放,已受损的小血管收缩可能引起脑灌注不足和脑梗死。但是脑干的血管源性水肿和侧脑室旁的脑梗死具体发生的时间,是同时还是有先后,仍不明确。

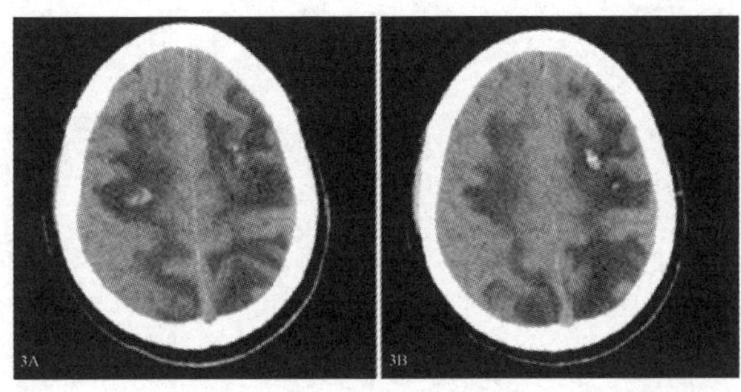

图 3　头颅 CT 示双侧大脑半球大片低密度灶,其中见高密度病灶,提示出血

参考文献

1. Lee VH, Wijdicks EF, Manno EM, et al. Clinical spectrum of reversible posterior leukoencephalopathy syndrome. Arch Neurol,2008,65:205-210.

2. Shintani S, Hino T, Ishihara S, et al. Reversible brainstem hypertensive encephalopathy (RBHE): Clinicoradiologic dissociation. Clin Neurol Neurosurg,2008,110:1047-1053.

3. Burnstock G. Changes in expression of autonomic nerves in aging and disease. J Auton Nerv Syst,1990, 30(Suppl):S25-S34.

4. Bartynski WS. Posterior reversible encephalopathy syndrome, part 2: Controversies surrounding pathophysiology of vasogenic edema. AJNR Am J Neuroradiol, 2008,29:1043-1049.

5. Mak W, Chan KH, Cheung RT, et al. Hypertensive encephalopathy: BP lowering complicated by posterior circulation ischemic stroke. Neurology,2004,63:1131-1132.

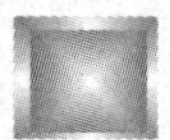

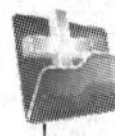

小贴士

可逆性后部白质脑病有时并不可逆。

输注红细胞引起的可逆性脑血管收缩综合征

1 病例简介

患者，女，44 岁，因“反复头痛、肢体抽搐 1 周”入院。患者入院前 2 周因“子宫多发肌瘤、月经过多、重度贫血”入住本院妇科，当时查血常规示血红蛋白 25 g/L，红细胞数 1.45×10^{12}/L，血小板 164×10^{9}/L。先后给予输注红细胞悬液纠正贫血（三次共 7 个单位）、腹腔镜下全子宫切除术治疗。手术过程顺利，术后常规头孢地秦、奥硝唑抗炎治疗。术后第 6 天，患者突发头痛，并出现全身肢体抽搐，持续数分钟抽搐症状缓解，请神经科急会诊，查体示左下肢肌力下降，余无殊。急查头颅 CT 示右额叶高密度灶，考虑出血（图 1A）。给予丙戊酸钠针剂静脉泵注，并建议完善颅内外血管评估。患者三日后因头痛缓解、抽搐症状未有发作自行出院。出院当天，患者又出现整个头部疼痛，程度较重但能忍受，左侧肢体抽搐症状，去当地医院急诊就医（用量不详）。因症状多次反复发作、控制欠佳，转来本院急诊科，查头颅 CT 示右额叶血肿较前吸收，出现片状低密度灶（图 1B），为进一步诊治收入神经内科病房。

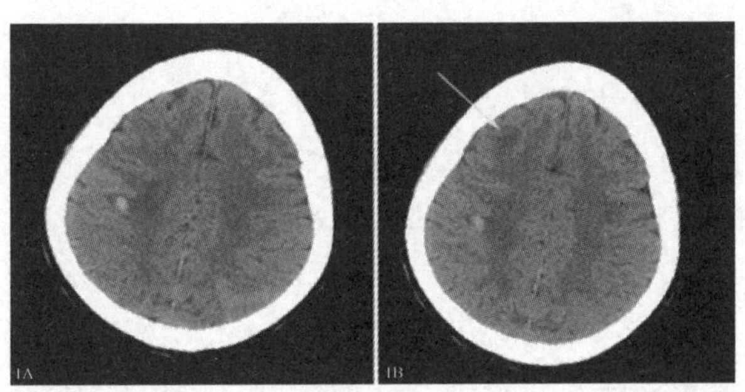

图 1　第一次 CT 示右侧额叶急性脑出血（A）；CT 复查示脑出血轻微吸收，右额叶前部出现低密度病灶（白箭头）（B）

既往行人工流产术三次，否认高血压史、糖尿病史，否认肝炎结核史，否认外伤史。

查体：生命体征平稳，神清，贫血貌，双侧瞳孔等大等圆，直径 3 mm，对光反应可，伸舌居中，左侧肌力 5 级$^-$，右侧肢体肌力 5 级，腱反射对称，双侧病理征阴性，深浅感觉对称。心肺听诊无殊。

入院后，即给予丙戊酸钠针剂控制癫痫发作，并完善相关检查。

实验室检查：

WBC 2.4×10^9/L[$(4\sim10)\times10^9$/L]，Hb 81 g/L(113～151 g/L)，RBC 3.18×10^{12}/L[$(3.68\sim5.13)\times10^{12}$/L]，MCV 83.3 fl(82.6～99.1 fl)，PLT 155×10^9/L[$(101\sim320)\times10^9$/L]。

凝血全套示凝血酶原 13.8 s(10～13.5 s)，D-二聚体 780 μg/L(0～700 μg/L)。

生化全套示肌酐 33 μmol/L(59～104 μmol/L)，尿素氮 2.3 mmol/L(2.9～8.2 mmol/L)，乳酸脱氢酶 409 U/L(109～245 U/L)，肌酸激酶 447 U/L(38～174 U/L)，余基本正常。

甲状腺功能、血沉、C 反应蛋白、术前四项、尿便常规正常。

ANA 全套：抗核抗体 1∶20，余正常。

腰穿：压力 240 mmH_2O，白细胞数 0 个，红细胞数 50 个，蛋白 0.19 g/L(0.15～0.45 g/L)，葡萄糖 3.1 mmol/L(2.5～4.5 mmol/L)，氯 125 mmol/L(120～131 mmol/L)。

静滴甘露醇脱水治疗，患者头痛症状缓解。头颅 MRV 示上矢状窦、下矢窦、直窦显示良好，右侧横窦偏细(图 2A)。查头颅 MRI 示右侧额叶大片状异常信号，以长 T1、长 T2 为主，DWI 为低信号，FLAIR 为高信号，中间杂有短 T1 信号，提示血管性水肿合并脑出血(图 2B,2C)。

局麻下行全脑 DSA 示颅内血管多发节段性狭窄(图 3A)，加用尼莫地平 30 mm TID 口服治疗。10 天后复查腰穿示压力 210 mmH_2O，白细胞数 2 个，蛋白 0.22 g/L，葡萄糖 4.1 mmol/L，氯 122 mmol/L。

出院时患者头痛症状消失，查体左侧肢体肌力 5 级$^-$。三月后随访，患者无头痛，无癫痫发作，左侧肢体肌力恢复正常。查头颅 MRI 示原左额叶病灶吸收，停服尼莫地平和抗癫痫药。一年后复查全脑 DSA 示脑血管显示正常，未见明显狭窄(图 3B)。

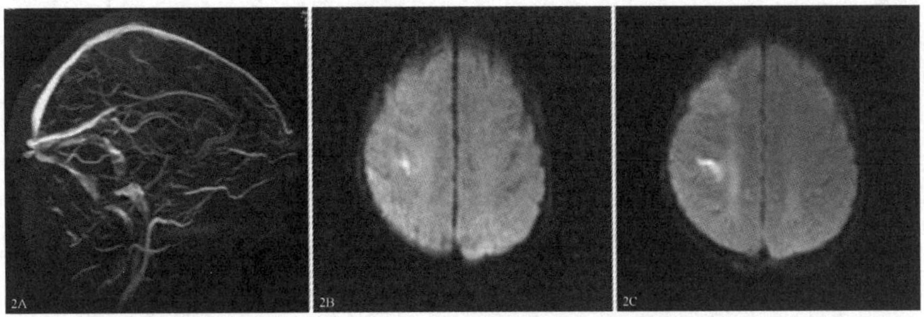

图 2　头颅 MRV 示上矢状窦、下矢状窦、直窦显示良好(A)；头颅 DWI 示右侧额叶高信号(B)，FLAIR 示高信号周围存在稍高信号病变，提示血管源性水肿(C)

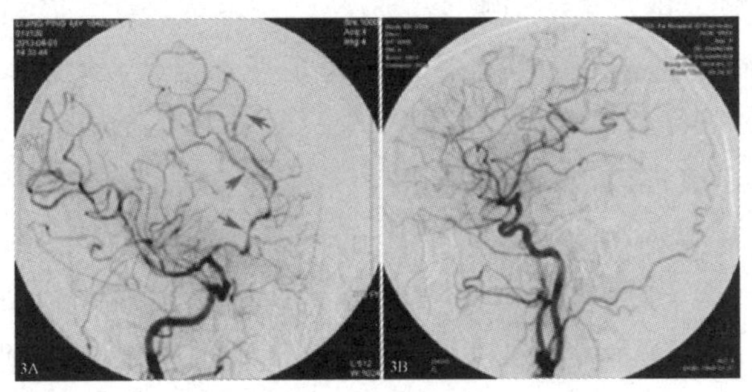

图 3　全脑血管造影显示颅内血管多发狭窄，呈串珠状(黑箭头)(A)；一年后复查造影示狭窄消失(B)

最后诊断：

①可逆性脑血管收缩综合征；

②子宫肌瘤切除术后；

③极重度贫血。

2　讨论

可逆性脑血管收缩综合征(reversible cerebral vasoconstriction syndrome，RCVS)是指一类临床以复发性雷击样头痛和可逆性脑动脉收缩为特点的综合征。发病年龄在 10～76 岁，发病高峰在 42 岁左右，女性多见。头痛是临床主要症状，甚至很多是 RCVS 的唯一症状。患者常常初发为雷击样头痛，极度头痛高峰持续时间小于 1 min，症状类似动脉瘤破裂引起的头痛。典型表现为双侧头痛(也可为单侧)，后为弥

漫性头痛，伴有恶心呕吐、畏光畏声。头痛持续1～3 h，与SAH引起的头痛不同，在发作间歇是中等样程度疼痛。性生活、咳嗽、大笑、喷嚏、突然弯腰等行为可以诱发头痛。平均初发头痛3周后，头痛症状基本缓解。部分患者可以出现进展性头痛，非严重性头痛，如本例。患者可以出现局灶或持续性症状和体征，癫痫发作临床亦可见到。不到10%患者可以出现短暂性神经系统局灶症状，持续1 min至4 h，以视觉症状多见，其他包括感觉、运动、失语症状。持续性症状包括偏盲或皮质盲、偏瘫、失语等卒中症状。患者血常规、生化、血沉正常。血管炎相关指标如类风湿因子、抗核抗体、莱姆抗体阴性。临床建议测定尿中香草扁桃酸、5-羟吲哚乙酸以排除嗜铬细胞瘤。腰穿可以发现轻度异常，包括白细胞数、红细胞数、蛋白升高。脑血管影像学发现弥漫性节段性脑血管狭窄，而常规头颅MRI或CT平扫可以正常。部分病人中，影像学发现凸面蛛网膜下腔出血、颅内出血、脑梗死或可逆性脑水肿。脑实质出血以单发和脑叶出血多见，常合并其他病变如凸面出血或梗死。脑梗死以分水岭梗死多见，多为颈内动脉与后循环交界区。部分病人可以出现无症状性梗死。缺血性卒中在RCVS病程中发生常晚于出血，一项法国人的研究中缺血性卒中平均在发病后9天出现，而在一项台湾人研究中是10.8天。灌注成像发现大脑低灌注。有创或无创脑血管检查发现颅内多个动脉的节段性血管收缩与扩张（串珠状），双侧、弥漫性为主，易累及前后循环血管，基底动脉、颈动脉岩段、颈外动脉亦可累及。血管病变并不固定，部分血管狭窄缓解，部分血管可以出现新狭窄。早期检查可能未发现血管病变，因此根据病情，重复血管检查很有必要[1]。

若患者早期出现雷击样头痛、癫痫、颅内出血、可逆性后部白质脑病，临床高度怀疑RCVS。TIA和脑梗死可以发生于临床出现2周后，有时患者头痛缓解后才出现。临床需影像学证实脑血管收缩痉挛缓解，才能诊断RCVS，通常将12周作为一个节点，患者出现完全或大部分血管正常，部分患者可能持续时间会更长。RCVS患者脑血管组织学正常，脑活检和尸检未发现活动性炎症、血管炎、微血栓[2]。

RCVS引发的SAH易与动脉瘤性SAH混淆，后者不会造成凸面小量出血，局灶性血管痉挛常发生在破裂动脉瘤附近。RCVS需与中枢神经系统原发性血管炎（primary angiitis of the CNS，PACNS）相鉴别，后者起病隐匿，头痛症状不甚，出现于进行性神经功能缺损、脑梗死或认知功能损害后。MRI 发现多发的深部或表浅的小梗死灶，伴或不伴有白质异常信号。脑脊液检查提示炎症性表现。PACNS 血管造影可以正常但血管节段性狭窄是 RCVS 诊断要点之一（疾病早期除外）。造影显示不规则、偏心、不对称的血管狭窄或多发闭塞、MRI 提示血管壁强化均有助于 PACNS 诊断。部分病例临床一时难以确认，可先行观察，RCVS 症状缓解较快。部分 RCVS 病例静注尼莫地平后，血管狭窄情况很快改善，PACNS 不会出现也有助于判断。

本例患者初起以癫痫、左侧肢体无力为主要表现，头颅 CT 提示右额叶出血，后出现局灶性癫痫持续发作、头痛，腰穿示颅压升高，结合 CT 影像和腰穿结果，静脉窦血栓形成可能性大。但 MRV 结果提示上、下矢状窦显示无殊，排除了静脉血栓的可能。头颅 MRI 检查提示右额叶存在出血和血管源性水肿，做全脑血管造影的目的是排除硬脑膜动静脉瘘形成。造影结果显示多发颅内血管节段性狭窄，临床考虑 RCVS 可能，一年后的血管造影提示狭窄消失，RCVS 诊断明确。

本例患者引起 RCVS 的原因，考虑与输注红细胞纠正子宫肌瘤引起的重症贫血有关。研究表明输血是诱发 RCVS 的危险因素之一，好发于中年亚洲女性、月经过多引起的慢性贫血和血色素升高大于 5 g/dl 等。机理与以下因素有关：血容量增多引起血压升高；输血后血黏度增加引起血管内皮细胞损害，血管痉挛相关物质（儿茶酚胺、内皮素-1、钙离子、5-羟色胺等）释放引起血管调节功能异常，血管狭窄；慢性贫血使得脑血管调节机制发生改变，输血后引起其适应机制破坏，产生类似颈动脉支架术后的高灌注损伤[3]。血管调节功能异常至产生症状和血管收缩之间潜伏期的长短，不仅与患者的基础情况、输血的速度和数量有关，而且还与 RCVS 的近心性发病机制有关。研究发现脑血管舒缩功能异常首先发生在远端小血管，然后累及 willis 环附近血管[4]。

RCVS 治疗首先是去除诱发因素，发病几天或几周内避免性活动、强体力活动、Valsalva 样动作等，避免使用血管活性药物。其次是对症治疗，可服用镇痛药、抗癫痫药、控制情绪、控制血压等。选择尼莫地平、维拉帕米、硫酸镁有助于缓解血管狭窄，根据临床表现决定用药时间。严重病例可动脉注入尼莫地平、前列环素等，甚至颅内血管植入支架。

短期激素治疗可能会加重病情,不推荐使用。绝大多数 RCVS 患者预后较好。

参考文献

1. Ducros A. Reversible cerebral vasoconstriction syndrome. Lancet Neurol,2012, 11:906-917.

2. Sabatine MS, Jaffer FA, Staats PN, Stone JR. Case records of the Massachusetts General Hospital. Case 28-2010. A 32-year-old woman, 3 weeks post partum, with substernal chest pain. N Engl J Med,2010,363:1164-1173.

3. Dou YH, Fuh JL, Chen SP, Wang SJ. Reversible cerebral vasoconstriction syndrome after blood transfusion. Headache,2014,54:736-744.

4. Ducros A, Boukobza M, Porcher R, et al. The clinical and radiological spectrum of reversible cerebral vasoconstriction syndrome. A prospective series of 67 patients. Brain,2007,130:3091-3101.

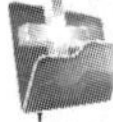
小贴士

①RCVS 可以出现类似静脉窦血栓样表现;
②输血可引起脑血管病变。

附:

RCVS 的诊断标准:

①急性、严重的头痛(通常为雷击样头痛),伴或不伴局灶性功能缺损或癫痫;
②单相病程、一月以上没有新的症状;
③直接脑血管造影、间接(MR 或 CT)提示节段性的脑动脉狭窄;
④未发现脑动脉瘤;
⑤正常或接近正常脑脊液检查(蛋白<100 mg/dl, 白细胞<15/μl);
⑥临床发作 12 周内影像学发现血管狭窄完全或大部分缓解。

误诊为急性吉兰-巴雷综合征的延髓心型梗死：

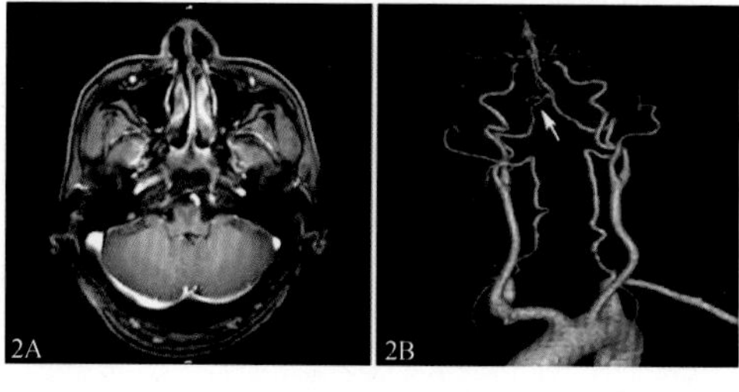

图 2 头颅 MRI 增强未见病灶强化(A)；CTA 示右椎动脉 V4 段狭窄（白箭头），后下动脉显影欠佳(B)

卵圆孔未闭引起的脑栓塞：

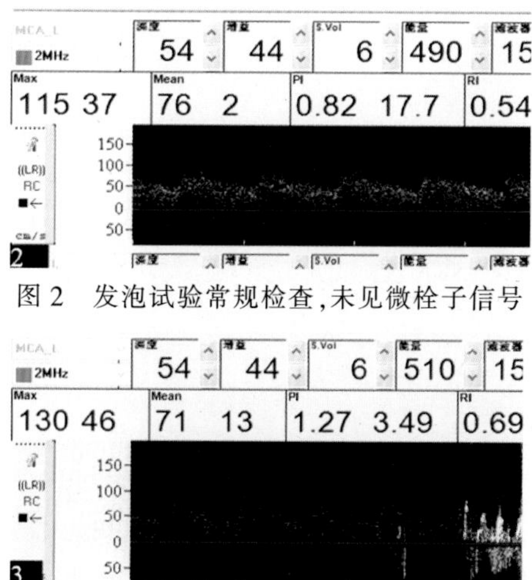

图 2 发泡试验常规检查，未见微栓子信号

图 3 发泡试验加强检查(进行 Valsalva 活动后)，见大量微栓子信号

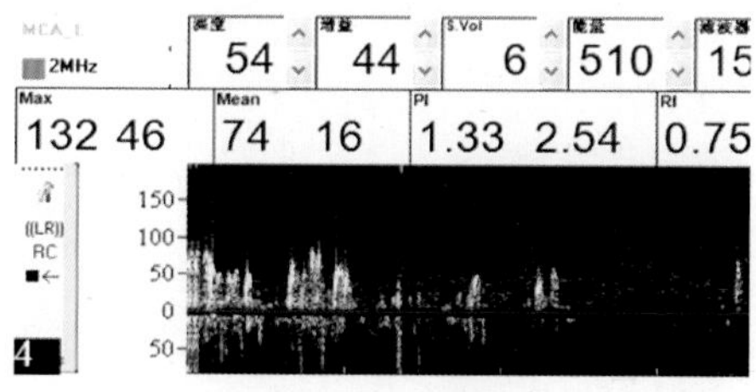

图 4 发泡试验加强检查(进行 Valsalva 活动后)，见大量微栓子信号

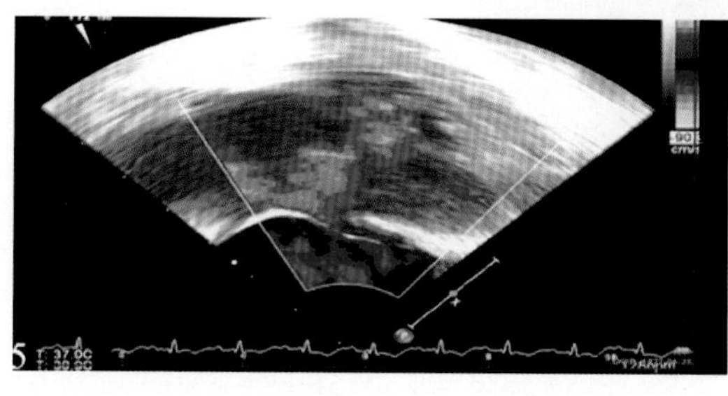

图 5 经食道心超提示 Valsalva 活动后，卵圆孔出现少量分流

放射治疗后相关脑动脉狭窄：

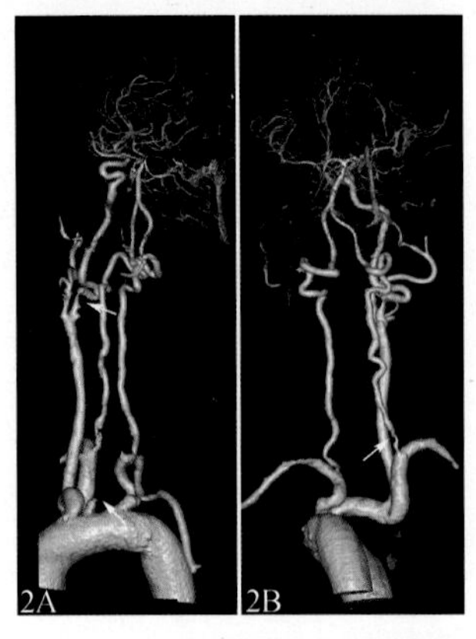

图 2　CTA 示右颈总动脉末端不光滑，右颈内动脉起始段不规则严重狭窄（上白箭头），左颈总动脉起始段闭塞（下白箭头）（A）；左椎动脉开口处狭窄（白箭头）（B）

双侧颈内动脉夹层致使双侧脑梗死：

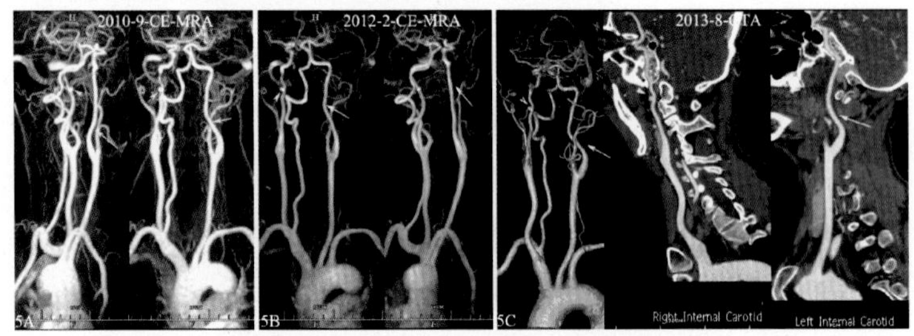

图 5　随访（3 月、20 月和 38 月）MRA 和 CTA 提示左侧颈内动脉恢复正常（白箭头），右侧颈内动脉夹层动脉瘤形成（白箭头）

不一样的腔隙性脑梗死：

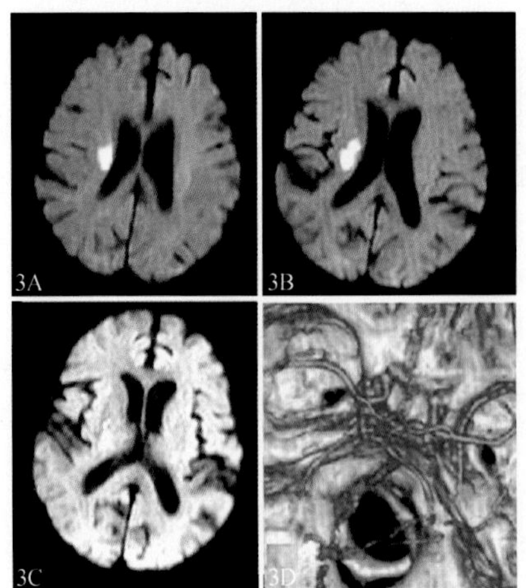

图 3　DWI 示左侧侧脑室旁多个层面急性腔梗（A~C）；头颅 CTA 示未见明显狭窄（D）

静脉溶栓后大血管再闭塞：

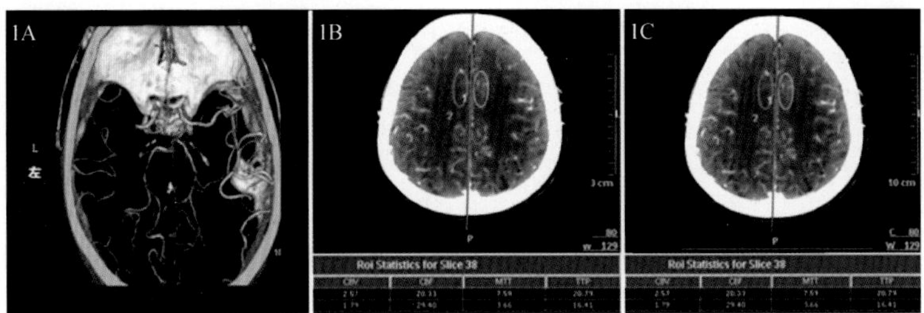

图 1　左侧大脑中动脉 M1 段闭塞 (A)；左侧大脑中动脉 M1 远端供血区，CBF 下降，但 CBV 延长，提示小血管扩张，未进入完全梗死期。CBV、CBF 变化范围不匹配，存在较大范围缺血半暗带(B)；左侧大脑前动脉供血区：MTT 和 TTP 轻度延长，CBF 减少，有缺血表现，CBV 升高，未完全梗死(C)

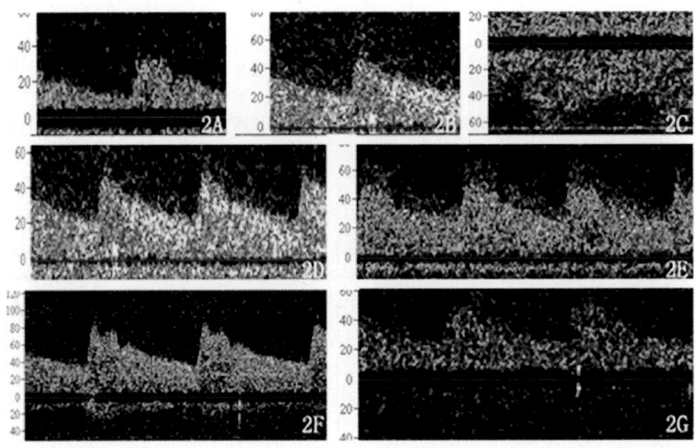

图 2　左侧大脑前动脉，流速 40 cm/s，无代偿性升高表现(A)；左侧大脑中动脉，流速 40 cm/s，TIBI Ⅲ级(B)；左侧大脑后动脉，流速 60 cm/s，无代偿性升高表现(C)；随着溶栓时间增加，左侧大脑中动脉血流速度继续升高，至基本恢复正常(D~F)；复查头颅 CT 后，TCD 监测示流速 50 cm/s，TIBI Ⅲ级，血管再次呈现闭塞样表现(G)

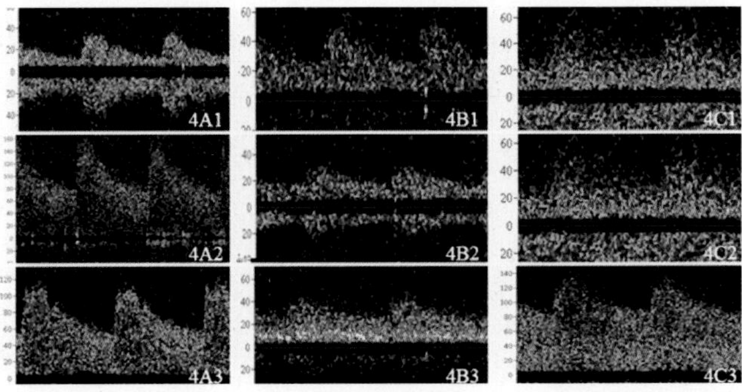

图 4　左侧大脑前动脉、左大脑中动脉和左大脑后动脉分别在溶栓结束(A1、B1、C1)，溶栓后第 3 天(A2、B2、C2)，溶栓后第 14 天时(A3、B3、C3)血流速度变化

颈动脉支架成形术后致视网膜颞上支动脉阻塞：

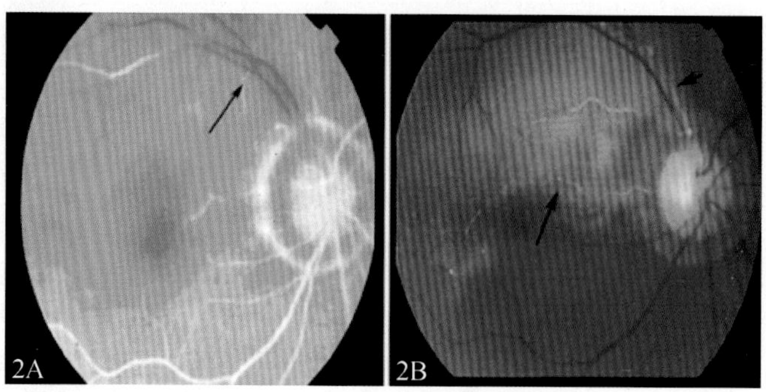

图 2　眼底荧光素造影图。动脉期提示颞上支动脉充盈延迟(A,黑箭头)；眼底照像提示视网膜水肿(左侧黑箭头)、颞上支动脉节段性梗死(右侧黑箭头)(B)

以 Horner 综合征为首发表现的颈动脉夹层：

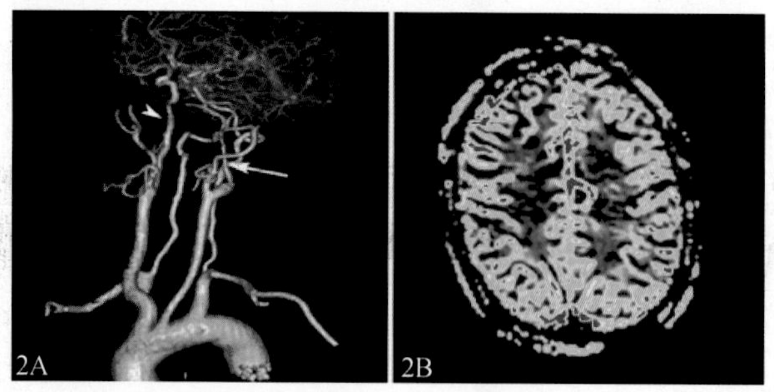

图 2　CTA 示左侧颈内动脉 C1 段颈段线状狭窄(白箭头)(A),右侧管径正常(白箭头)；头颅 CT 灌注示双侧大脑半球灌注正常(B)

以头痛和复视为主要表现的基底动脉瘤：

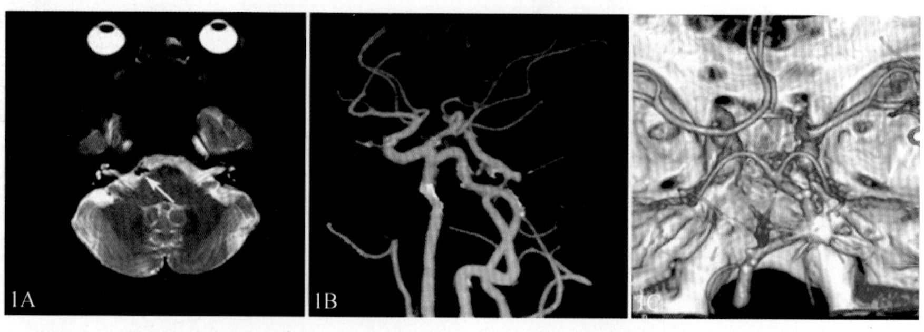

图 1　基底动脉偏于桥脑右侧，且管径偏大 (A)；CTA 示基底动脉可见局部瘤样扩张(B)；复查头颅 CTA，动脉瘤消失(C)